晨星出版

新興飲食法

脂肪
多多益瘦

如何吃對油貫徹極低碳水化合物，享瘦健康多脂新生活！

全食物營養師
卡琳·辛
Caryn Zinn

米其林廚師
克雷格·羅傑
Craig Rodger

油脂教授
格蘭特·斯科菲爾德
Grant Schofield

聯合著作

郭珍琪——譯

獻給卡琳・辛至愛的母親丹妮絲，
她在 2015 年 4 月 5 日因癌症辭世，
至今仍讓人緬懷不已。

目錄 Contents

序｜提姆・諾克斯教授

一九七七年，美國農業部推出的飲食金字塔徹底改變大眾對食物的看法。我們開始推廣低脂飲食以確保健康的生活，儘管並沒有一個完善的科學報告證實這個概念。

於是「減少脂肪的攝取量，增加碳水化合物來取代脂肪」的風潮大肆流行，然而，可怕的後果接踵而來：人類肥胖的程度和罹患糖尿病的比率前所未有地升高。所幸如今一場革命正悄悄地發生。我們開始看到證據指出，反轉金字塔——攝取更多的脂肪並減少碳水化合物——對健康有益。這些想法不是出自於我，也不是出自斯科菲爾德教授或辛博士，早在一八六二年倫敦禮儀師威廉・班廷（William Banting）發表的《致公眾的減肥信》（Letter on Corpulence: Addressed to the Public）和一八八四年德國醫師威翰・艾伯斯汀（Wilhelm Ebstein）的經典著作《生理學之肥胖與治療》（Corpulence and Its Treatment According to Physiological Principles）就已提出減少碳水化合物以治療體重和其它代謝問題的概念。現代的先鋒則是史帝夫・菲尼（Steve Phinney）博士、傑夫・沃利克（Jeff Volek）博士和艾瑞克・威斯特曼（Eric Westman）博士。

斯科菲爾德教授和辛博士致力引導大眾重新審視毫無成效的現代營養指南。那些將脂肪妖魔化和提倡高碳水化合物飲食的指南，根本沒有取得任何可靠的科學論證。而且它們在全球食品工業強大的支持下，已成為現代食品供應的災難：絕大多數的現代人都將加工食品作為主食食用。

這對健康有害，因此我們極需全面改變我們對食物的看法。我們除了要接受，而不是妖魔化膳食脂肪，更

要認知碳水化合物在代謝過程中所扮演的特殊角色，特別是在控制飢餓的大腦機制中。

先說清楚，並非所有的碳水化合物都有害，色彩多樣和綠葉蔬菜是健康飲食的一部分。每個人的「碳水化合物耐受性」的程度都不同，也就是說在不危害代謝的前提下，個人可以攝取多少碳水化合物因人而異。例如我是確診的第二型糖尿病患者，碳水化合物耐受性極低，所以我的碳水化合物攝取量非常稀少，脂肪則較多。

格蘭特教授、營養師卡琳和廚師克雷格是紐西蘭和澳大利亞飲食革命的先鋒，現在他們成功地將食譜、烹飪、實踐和科學結合在一起，並向全世界傳達他們的理念。在此我由衷地祝賀他們。這是一本「如何落實」低碳水化合物、健康脂肪生活的完整指南，我要強調，這不是風行一時的飲食法，而是終生適用的飲食方式。如果你也想過一個長壽、樂活、健康和充實的人生，請遵循這本飲食指南。

提姆・諾克斯（Tim Noakes）教授：
南非開普敦大學榮譽教授，著有《飲食革命》（The Real Meal Revolution）及其它 750 本科學書籍和文章。

序｜彼特・艾文斯

恭喜！透過閱讀本書，你會打開全新的視野：一個讓你恢復健康，並且徹底地改變身心，從裡到外煥然一新。我敢打包票，因為對我來說，減少碳水化合物、增加優質脂肪的攝取量是絕對的遊戲規則。現在的我四十好幾，卻比以往更健康、更敏捷和更強壯。《脂肪多多益瘦》一書可以帶你深入探究這種生活形態背後的科學根據，讓你真正理解這種生活方式奏效的原因，同時掌握許多實用的技巧和想法，使你可以立即上手、轉換生活飲食的原則。

當我發現，我選擇吃的食物對身體和情緒健康狀態都有影響時，就再也無法走回頭路了。我可以自豪地表示，我的體態比過去任何時候都來得好。我可以百分百肯定這點是因為我熱愛衝浪，以前在水中待幾個小時後，我就會覺得很累，但現在我玩衝浪六到七個小時也毫無疲倦感。我的思緒更敏銳，並且打破許多瓶頸，這都要感謝攝取營養豐富的全食物。因此我要大力推廣這個訊息，幫助全球其他人發現化食物為良藥的力量。

一切的開始要歸功於我的妻子妮可，她從小生長在紐西蘭基督城外的一個農場。在紐西蘭農場長大的女孩，意味著她與食物一直保持著友好的連結。有眾多營養研究證實，吃大量優質脂肪，減少有害碳水化合物和精製糖是重拾我們健康的主控權和愛護地球唯一的方法。採取這個原則也代表著在過程中你會瘦身成功、身體強健和神采奕奕。《脂肪多多益瘦》的核心是鼓勵我們回歸使用當地的時令食材，攝取營養豐富的全食物，並且落實更永續和整體的生活形態，這不正是我們想要的嗎？以及學習如何為自己和家人做出最好的選擇。

如果你正在閱讀本書，我很高興你也正努力探索活出健康與幸福之道。在這些內容中，格蘭特‧斯科菲爾德教授、卡琳‧辛博士和廚師克雷格‧羅傑彙集大量淺顯易懂和實用的訊息，提供開啟這段旅程所需的營養指南，這一切全都適用於你。

這就是為什麼閱讀《脂肪多多益瘦》非常重要，因為它可以讓你瞭解低碳水化合物、健康脂肪（LCHF: Low-Carb, Healthy-Fat）原則的科學根據，提供實踐所需的實用技巧，本書鉅細靡遺地闡明一切，並且將改變你的思維模式。

彼特‧艾文斯（Pete Evans）：將愛與歡樂融入烹飪的廚師，同時也是健身教練、電視主持人和作家。著有數十本書，包括《健康每一天》(Healthy Every Day)、《古法廚師與佳餚》(The Paleo Chef and Going Paleo)。

嶄新的開始

聽說油脂教授、全食物營養師和米其林受訓廚師想改變世界？

你沒有聽錯，這不是一個無聊的笑話。實際上，我們希望藉由本書鄭重的解答。對於許多經歷體重莫名增加、總是卡在減重複胖的惡性循環中，或者是更嚴重的因營養不良造成疾病的人而言，我們希望這是一場改變人生旅程的序幕。我們相信現在是時候改變遊戲規則了，就從現在開始：打開此書，思索低碳、健康脂肪（LCHF）生活形態的科學概念。

幾十年來，營養和科學領域中的佼佼者都把脂肪視為有害物質，於是大多數人被這個過時的飲食金字塔支配，進而大量地攝取碳水化合物和加工食品。隨著不利於糖和加工碳水化合物的證據日益增多，現在正是時候翻轉金字塔，擺脫脂肪恐懼症了。

更先進的科學和愈來愈多獲得改善的真實故事開啟了我們的視野。這或許看起來非比尋常，與過去五十年的營養建議完全相反，卻可能是許多人改善困擾、邁向健康的答案。從高碳低脂改為低碳優脂（LCHF）的方法，在許多方面幫助了我們自己、家人、朋友和我們的客戶。

在這本實用指南中，我們分享振奮人心的成功案例、有力的證據和簡單的「翻轉進食法」。拋開你在學校所學的一切，將食物金字塔一百八十度翻轉，開始以身體天生所需的方法來滋養它。

以科學為基礎，我們願意改變認知，現在我們邀請你也改變你的想法。無論大多數人的看法為何，你必須願意跳出框架——或者明確地說「金字塔」——去思考究竟什麼適合你。

我們寫這本書的目的是協助你。我們想改變世界，
歡迎加入我們翻轉食物金字塔和吃真正食物的旅程。

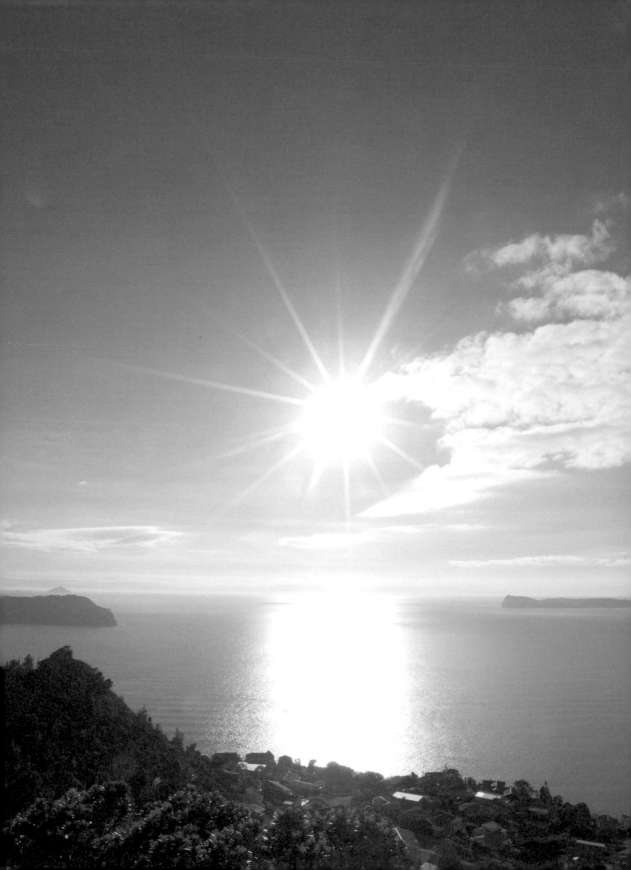

如何閱讀這本書

首先，如果你迫不及待想要邁出第一步，你可以跳到「LCHF 瘦身法」（第 14 頁），這是一個簡要直接的指南，讓你可以在這一刻做出正確的選擇。之後，你可以深吸一口氣，等到你有空時再從這頁開始閱讀。

我們意識到每個人的情況不同，因此本書並非專屬於個人的飲食計畫，而是飲食和生活方式的指南（包括科學理念和大量實用做法），指引你和家人落實 LCHF 的生活形態，且持之以恆。更重要的是，本書提供的內容無法替代醫療保健，我們強烈建議你持續諮詢醫生的建議，特別是如果你正在服用藥物。

若要永久改變飲食習慣可能需要好幾個月的時間，這意味著你可能要重複複習《脂肪多多益瘦》，我們也鼓勵你這麼做。這本書的架構很適合隨意閱讀，因此你可以根據個人喜好隨時翻閱。當然我們建議首先將重點放在一開始的概述（即「LCHF 瘦身法」），接著開始改變。一旦身體力行與留意結果，你會心生許多問題，同時希望更瞭解其中的科學概念，並且你會明白那些或許一開始以為不合理或無關的主題的重要性。

根據我們的經驗，當你啟程 LCHF 之路時，你的許多朋友和家人可能會說：「你瘋了！」和「你一定在開玩笑！」（也就是「你在搞什麼啊？」）或「這只是最新的潮流」。但在幾周後，當你還在持續進行時，他們就會開始問你很多（非常多）的問題，這時送給他們這本書就可以了。一旦他們看到你的結果，他們就會偷偷開始跟進 LCHF，並且否認曾經質疑過你。

在本書中，我們有時會從不同的角度講述同一個主題，這是因為我們三個人（和你一樣）都有自己獨特的故事，一些關於我們如何理解和落實 LCHF 生活形態的故事。因此，《脂肪多多益瘦》中的「我」分別有我們三人個人的見解：第一章的「我」為全食物營養師卡琳；第二章是受過米其林廚師訓練的克雷格；最後，第三章是我們的「油脂教授」格蘭特教授，而書中所指的「我們」則是代表們三個人（卡琳、克雷格、格蘭特）共同的見解或建議。

現在就跟我們一起踏上健康幸福之旅吧！

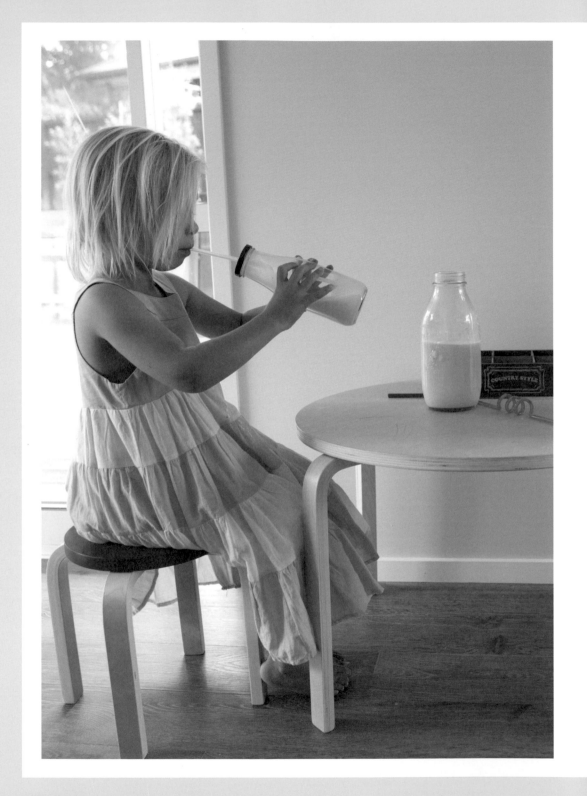

人生六十才開始

海淪‧伍德（HELEN WOOD）, 60 歲

含飴弄孫是上年紀後最美好的一部分，去年我剛滿六十且即將升格為祖母，我決定重整自己的生活、注重養生保健和吸收新知。我報名參加第一和第二級急救認證課程（涵蓋心肺和嬰兒），並且開始研究找出真正適合我的飲食。我一直懷疑我對小麥和穀物過敏，但又對糖難以抗拒（老是往嘴裡塞彩色巧克力糖）。不斷閱讀後，我的心得是記錄片《麥片殺手》（Cereal Killers）和書籍《小麥完全真相》（Wheat Belly）一書，提姆‧諾克斯（Tim Noakes）教授和其他許多人的觀點肯定不是空穴來風，所以我決定採取 LCHF。

幾周後，所有的關節炎疼痛都消失了！我要強調，我指的是從頭到腳的每個關節、腳踝和腳，以及我的脊椎。所有的胃食道逆流和腹脹也在同時間消失。這五、六年來，幾乎每晚得呈半坐姿，需要三、四個枕頭和無數靠墊和頸圈才能入睡的我，如今終於又可以像一般人一樣，快樂地躺在一個枕頭上。所有的哮喘都「不藥而癒」！我不再需要每天使用兩次氣喘吸入器，我再也沒有毛舌的症狀！

我的大腦清晰、思緒敏銳，恢復了以前的工作狀態，尤其是在不吃他汀類處方藥物後，這種藥讓我的情況更糟，使肌肉和組織比以前更疼痛。

我甩掉 20 公斤的內臟脂肪，而且不費吹灰之力！我仍在研究和享受我所學的一切，並且知道我絕對不會放棄我的 LCHF 生活方式─我還不想找死呢！

含飴弄孫是上了年紀最美好的一部分。

LCHF 瘦身法

對那些恨不得立即開始，或者沒有時間閱讀整本書的人（至少現在是如此，我們猜想你會回頭翻閱這章的！），這個章節是一個速成取巧的指南。我們會提供所有你需要的基本知識，好讓你可以馬上開始。

什麼是 LCHF ？

- LCHF 通常代表低碳高脂（LCHF: Low-Carb, High-Fat），但我們將其重新定義為低碳優脂（LCHF: Low-Carb, Healthy-Fat），我們認為這更能反映它的精髓。雖然我們希望你攝取比以往更多的脂肪，但重點在於健康的脂肪來源。LCHF 不是一種「飲食」，而是一種生活形態。這本書將教你落實 LCHF 生活方式所需的一切，它涵蓋你將獲得的好處，以及其驚人成效背後的原因。歡迎加入我們的行列！

- LCHF 的生活形態包括全食物的飲食方式，也就是儘量不加工、不包裝。如果你真的落實這種飲食方式，相較於目前的主流飲食習慣，最終你的碳水化合物攝取量會變少，脂肪攝取量則會增加。LCHF 是一種讓人心滿意足的飲食方式，對健康有許多益處。雖然多少有些限制（就像生活中的任何事情一樣），但這稱不上是損失。

為什麼要這麼做？

LCHF 對自己和家人都有許多好處，以下五大困擾或許使你心有同感。

- 減肥並保持體態：你是否試過減肥，而且曾一度以為減肥成功，不久卻又打回原形（甚至還增胖）？

- 與食物有健康的關係：當你吃了不當的食物時，你是否總是感到飢餓並自責？

- 改善疼痛不適：你是否常感到疼痛或患有發炎症狀，必須依靠藥物來改善？

- 擺脫「疲憊不堪」的感覺：你的生活是否疲於奔命，總是感到筋疲力竭，經常以不健康的速食填飽肚子？

- 健康又長壽：在健康和生活上「想保持最佳狀態」？是否想為自己和家人提供美味、滋養和簡單的食物？

如果你發現自己在閱讀這張列表時頻頻點頭，那麼 LCHF 肯定適合你。

為何 LCHF 有效

- 如果你很容易變胖，常常覺得昏昏欲睡、緊繃壓力大和身體不適，那麼你很可能有胰島素阻抗問題和不耐受碳水化合物（後面會詳細介紹），而 LCHF 是調節胰島素阻抗最好的生活方式。
- 當你可以控制你的血糖、能量水平和體重的激素時（尤其是胰島素），你的身體會根據其與生俱來的本能運作，成為一部燃燒脂肪的機器！
- 體重控制變得輕鬆容易，你的能量水平更好，感覺很棒。跳脫讓人感到飢餓、虛弱和厭倦的低脂計算卡路里的生活方式。
- 是什麼促使葡萄糖和胰島素水平升高？沒錯，是碳水化合物。每個人對碳水化合物的反應和耐受力不同，找出個人的碳水化合物耐受力意味著你的血糖和胰島素將獲得適當的控制。

我應該吃什麼？

- 加工最少的全食物以獲取優質的碳水化合物，如蔬菜（大量非澱粉類食物）、水果、乳製品和少量的豆類。
- 來自加工最少的肉類、魚、雞、蛋、乳製品、堅果、種子和豆類以獲取蛋白質。
- 來自加工最少的全植物和全動物來源的脂肪，包括酪梨、橄欖油、堅果、多脂魚類、乳製品和椰子產品。

我不該吃什麼？

- 精製和加工含糖的垃圾食品。
- 以碳水化合物為主的精製、低營養的包裝食品，包括大多數穀物，如麵包、早餐玉米小麥脆片、麵食、米類、穀物麥片棒和餅乾。

十大原則

① 什麼是 LCHF ？

以新鮮食物取代加工食品，人為加工因素愈少愈好。簡單原始的食物是 LCHF 生活方式的基礎。

② 減少碳水化合物（減少而不是完全摒除）

糖和穀物對你有害（沒錯，麵包也算，即使是全麥麵包）。至於要減少多少碳水化合物則要視個人對碳水化合物的耐受性或胰島素阻抗的程度而定。

③ 合宜的蔬菜

蔬菜對你有益，每餐儘量多吃蔬菜。好消息是，你可以在蔬菜中添加脂肪，如橄欖油或奶油以增添風味。

④ 和脂肪做好朋友

戒糖減碳，蛋白質適中。然而，由於你總要從某處獲得能量，所以要增加脂肪的攝取量。我們將告訴你如何克服「脂肪恐懼症」。

⑤ 適量蛋白質

你需要蛋白質維繫生命，不過一旦超過身體所需的量時，蛋白質就會被肝臟轉化為糖。LCHF 不是高蛋白飲食，許多人因為蛋白質攝取過量而減重停滯。

⑥ 遵從身體的指示進食

LCHF 的重點在於你的身體現在能夠傳送和接收保持最佳體態所需的訊息，告訴你何時已飽足，並且使你精力充沛。

❼ 連結支援系統

重視身邊的人，尋求支援，外出時不要害怕提出自己的要求和需要。沒錯，第一次購買不含漢堡包的漢堡時感覺的確很奇怪，但你會很驚訝，當攸關人生大事時，許多人都會樂於伸出援手。

❽ 按部就班不費力

光靠你的「克制力」就像拒絕廚房裡的巧克力餅乾一樣，這是徒勞的。相反，一開始就要備妥一切，讓周圍充滿適合的食物。

❾ 「一日三餐」

你和我們一樣都是人，只要是人都會犯錯。我們肯定會走回頭路，我們猜想你也會明知故犯。不過沒關係，只要我們可以協助你再回到正軌即可。我們遵循三餐原則：一日三餐，一周二十一餐，盡量每一餐都保持適當適量正確的食物，就算每周有三餐「不慎失足」也不為過。

❿ 這不只是食物而已

專家指出，其它事物也會影響你的健康，如運動、酒和香菸、毒品、壓力、睡眠等等。我們將協助你理解哪些適合或不適合 LCHF 生活方式。

三大主要的疑問

LCHF 對我的健康有害嗎？

不會，正好相反。攝取優質脂肪和營養豐富的全食物，同時減少營養貧乏的碳水化合物，不僅可以促進身體健康，甚至還可以減少或消除一些存在的健康問題。

將一種營養素完全排除在外的飲食法不太合理吧？

首先，我們並未完全排除某一種營養素。脂肪和蛋白質是必需的營養素，必需營養素代表身體無法自行製造，少了它們，我們會生病致死。碳水化合物則不是必需的營養素，而且身體可以自行產生滿足我們所需的量，所以我們鼓勵現代人減少碳水化合物的攝取量。更何況我們當然有涵蓋一些碳水化合物食物，如水果、蔬菜和乳製品。這些食物富含其它重要的營養物質來源，如纖維、維生素和礦物質是優質蛋白質和脂肪很好的來源。麵食、米類、餅乾、麵包和早餐玉米脆片等食品幾乎沒有營養價值，即微量營養素（維生素和礦物質）、蛋白質和脂肪含量極少，這些顯然不是供給身體碳水化合物的最佳來源。

LCHF 只是風行一時的飲食嗎？

當然不是。LCHF 更接近人類一直以來在地球上的飲食模式。它有助於解決現代生活中導致胰島素阻抗和健康欠佳的一些問題。真正的「問題飲食」是當前營養指南推廣的低脂高碳飲食方式，其造成的傷害遠遠超過其益處，我們不妨看看全球肥胖和糖尿病的統計數據。

典型 LCHF 一日飲食法

早餐	晚餐	午餐	點心
甜椒蛋	蔬菜沙拉	牛排佐藍紋起司	莓果
蕃茄	鮭魚	西葫蘆麵	・ 搭配優格
蘑菇	酪梨	青豆和胡蘿蔔	或鮮奶油
菠菜	堅果和種子		
起司		・ 佐橄欖油	
	・ 醬料以橄欖		
・ 以橄欖油、奶	油為基底		
油或椰子油烹調			

　　就像生活中的任何事情一樣,細節很重要。這就是為何我們不僅結合該做什麼,更重要的是該如何做到,以及為什麼要這樣做。這本書的目的就是「明確告知所有關於落實 LCHF 生活方式所需的一切」。

不可不知的十二個重要術語

在《脂肪多多益瘦》這本書中，我們會使用一些術語，有些你可能聽過，有些則從未耳聞，以下是本書中最重要的十二個關鍵術語：

❶ 胰島素是複雜的激素和神經系統的一部分，它影響我們身體各個部位。胰島素是胰腺所產生的蛋白質激素，有助於調節全身的營養素和能量。其中人們最熟知的就是將葡萄糖（碳水化合物）運送到細胞中，以便利用它產生能量。這是一個關鍵的功能：缺乏胰島素你會死亡。第一型糖尿病則是胰腺無法分泌胰島素，因此為了生存，第一型糖尿病患者必須注射合成胰島素。

❷ 如果你對**胰島素敏感**，那麼你只需要少量胰島素就能將葡萄糖轉移到細胞中以獲得能量。

❸ 如果你有**胰島素阻抗**，這表示胰島素難以開啟你的細胞接受葡萄糖。所以你的身體需要大量的胰島素才能達到與胰島素敏感者相同的效果。

❹ 代謝失調用來描述某人由於生活習慣不佳而產生胰島素阻抗。身體偏離正常運作的模式，容易儲存脂肪且不易燃燒脂肪。

❺ 脂肪適應又稱「代謝靈活」，用來描述那些可以輕易將脂肪作為主要燃料燃燒的術語，並且在低碳水化合物飲食中，可以使用其副產物（酮體）作為能量來源。

❻ 酮體是人類重要的燃料來源，當葡萄糖（碳水化合物）供應量極低時。酮體可以被大腦、器官和肌肉使用。當你變成脂肪適應時，代表著你的身體正在學習如何使用酮體作為燃料。攝取高碳水化合物的人幾乎不會使用到這個系統，所以在經歷這個過程時，身體需要一些時間重整。

7 許多食物都含有**碳水化合物**，但在澱粉和含糖食物，以及精製和加工的現代食品中含量特別高。包括麵包和麥片、義大利麵、馬鈴薯、米、糖和蜂蜜。碳水化合物主要會分解成葡萄糖，這是人體內最簡單的碳水化合物。雖然我們生存需要葡萄糖，但身體可以透過各種方法製造足夠的葡萄糖，所以攝取碳水化合物對生存而言並非必要。

8 **蛋白質**（由胺基酸組成）對生命極為重要，我們必須從食物中攝取許多「必需」胺基酸，因為人體無法製造。

9 **脂肪**是整體食物的成分之一，也是健康飲食的一部分。脂肪有不同的類型和子類型，多數人熟悉的基本類型為單元不飽和、多元不飽和與飽和脂肪。

10 **單元不飽和脂肪**存在於許多食物中，如橄欖油等。

11 **多元不飽和脂肪**在一些植物性食物中含量很高，如堅果和種子，以及各種動物性食物，包括魚類。其中有兩種類型的多元不飽和脂肪被稱為「必需脂肪酸」：Omega-3 和 Omega-6，它們無法被身體製造，必須透過飲食來獲得。

12 **飽和脂肪**主要為動物性食品，如肉類和乳製品，但某些植物性食物也富含飽和脂肪，如椰子油。大多數天然食物本身就含有所有脂肪的組合，例如豬油大約有三分之一的單元、多元及飽和脂肪。

預防糖尿病：
輕鬆減重 17 公斤

蓋瑞・布里奇（GARY BRIDGER），63 歲，紐西蘭航空 A320 機長

我採取 LCHF 的原因在於每當做例行商業飛行員執照的健康檢查時，體重和血糖指數的結果都顯示為超標。飛行員一般都很注重健康，因為與我們的職業生涯息息相關。一旦患有糖尿病，就表示飛行員的生涯也即將結束。我的老友，同時也是飛行員的蓋瑞・海曼（Gary Hayman）說服我飲食中攝取過多糖分的危險性，所以我開始大幅減糖。結果我的體重減輕了 6 公斤，但對血糖值不斷上升的情況沒有太大的改善，之前我差點罹患第二型糖尿病而失業。

就在那時，我找上卡琳・辛（Caryn Zinn）博士，她讓我嘗試限制碳水化合物的健康飲食來降低血糖值，並進一步減重。她在我的手機下載一款應用程式，用來追蹤我的碳水化合物和蛋白質攝取量（Easy Diet Diary）。在採取卡琳的飲食計畫後效果顯著，執行低碳水化合物飲食三個月後，我又減掉了 11 公斤（總共 17 公斤），我的 HbA1c 血糖值從「糖尿病前期」變為「正常」。

我對結果感到非常滿意，並且決心長期採取 LCHF。幸運的是，我的妻子和家人全力支持我，他們也接受新的飲食方式，我從中得到不少好處，光是體重和血糖得到控制，這不僅讓我保住事業，還讓我

比以前更有活力。由於我受益良多，所以我不斷向同行飛行員、家人和朋友傳達這個理念，許多人已經接受這種飲食挑戰，並且都獲得類似的結果。

LCHF 最困難的部分在於工作和離家時尋到適合的餐點，許多咖啡廳根本不提供 LCHF 選項，但只要發揮一點想像力就可以適應。例如，不加麵包丁的凱撒沙拉就是一個很好的解決方案，或者一份漢堡和沙拉餐，去除麵包和薯條即可，另外，我還會隨身攜帶小包的堅果作為零食充飢，直到找到合適的膳食選擇。

對於喜愛的食物，我喜歡在早餐時吃雞蛋、培根或香腸、蘑菇和綠色蔬菜，作為新的一天的開始。這個早餐對我來說很重要，讓我

在午餐前精力充沛。到了午餐時間，若在家時總是來一份沙拉，在奧克蘭機場國內航站時則是在 SumoSalad bar 吃一份符合 LCHF 的綠洲沙拉！家庭晚餐最愛烤羊肉和花椰菜泥加奶油、鮮奶油和帕馬森起司燉菜，還有烤寬麵條，但不是義大利麵，而是切絲西葫蘆配仿馬鈴薯泥的花椰菜泥。我們比以前吃更多的魚，當然還有更多「地表上」的蔬菜。我也常常煮馬來西亞（我們最喜歡的異國菜）雞肉或魚肉咖哩，加上大量的蔬菜和取代傳統米飯的花椰菜米，這真的是美味極了！

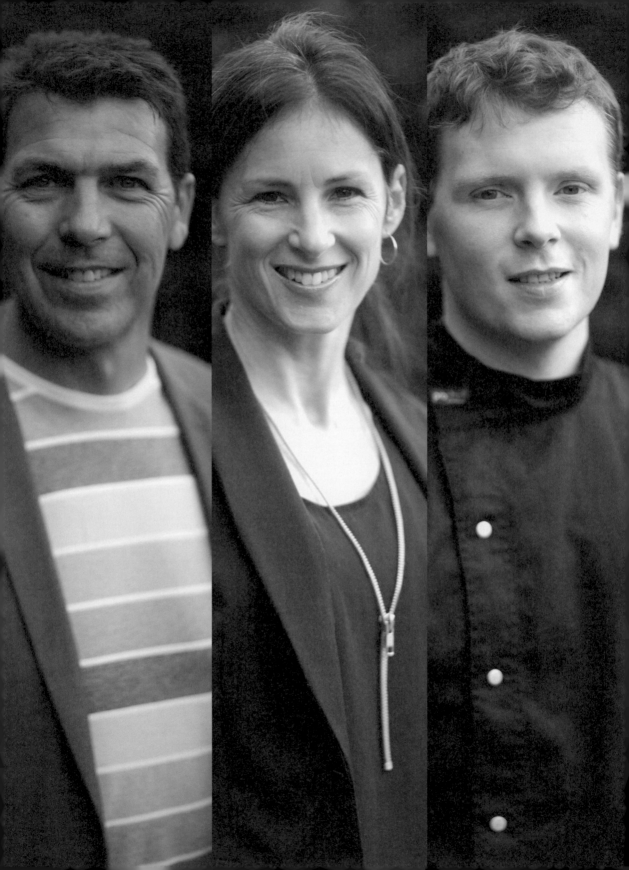

我們的故事

我們都是獨特的個體。我們明白每個人都有自己的故事，這是他們生命的一部分。在本節中，我們邀請你聆聽我們的故事，並且希望你對我們的目標和對食物的哲學理念有一個整體的概念。

油脂教授

格蘭特 · 斯科菲爾德教授

大家都稱我為「油脂教授」，但其實我並不胖，儘管我很容易發胖，特別是當我暫停嚴格的鍛煉的時候。我會被這麼稱呼的原因是因為我一直大力主張要「重新思考我們對食物的看法，特別是脂肪」。我認為現代飲食指南、現代食品供應，以及許多的營養科學研究需要認真反思。我們要將重點放在營養、可長期進行和讓人飽足的食物；我們需要與食物建立良好的關係，以協助我們成就最好的自己，其中一個部分就是拋開低脂的口號，並且接受植物和動物中的脂肪。沒錯，我主張吃更多的脂肪！我的整個研究和實踐生涯都圍繞著認識能夠幫助我們成就最好的自己的東西。這正是我研究、實踐和經營部落格「人類潛能科學」（The Science of Human Potential）的動力來源。我的團隊除了挑戰傳統的營養議題外，我們也以重新省思現代（久坐）工作環境而聞名，使用站立式桌椅不僅能改善健康又能提高生產力。多走動可為雇主和員工創造典型的雙贏局面，我以GOYA（Get Off Your Arse）這個詞來形容——移動你的屁股，多多運動吧！

我們在反思兒童遊戲方面的研究也引發媒體和公眾前所未有的評論，就像我們在飲食和健康方面的研究一樣，這並不是一個原創的想法，而是敢於指出顯而易見的現象。很明顯的是，孩子們不再像過去那樣冒險和在戶外玩耍，「自由放養的孩子」是一種瀕臨滅絕的物種。我們的研究指出，讓孩子擁有正常的童年對他們有益，現在已成為社會的趨勢，也就是讓孩子在沒有大人的監督下，放手讓他們以自己的方式去經歷風險、遊戲和冒險。我所指的童年是，他們可以瘋狂奔跑和有機會犯錯。這不正是開發足以面對壓力、情緒和風險大腦的好機會嗎？我們的大腦不也是需要壓力、情緒和風險的刺激？極為矛盾的是，社會為我們的孩子架設保護傘，透過保護他們，從長遠來看，實際上反而使他們更不安全。我想說的是，在適當時機體驗風險，是當你八歲時爬一棵樹，而不是當你十八歲時，在朋友的慫恿下駕駛一輛 Subaru 和警察玩起追逐的戲碼。

我總是試圖探究真相，而不是盲從世俗的認知。不過，我對食物並不

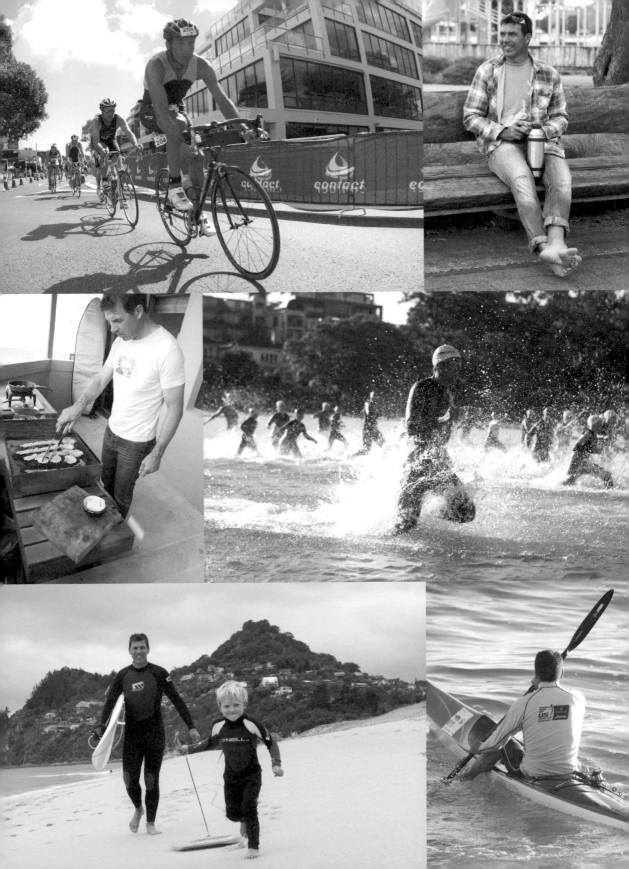

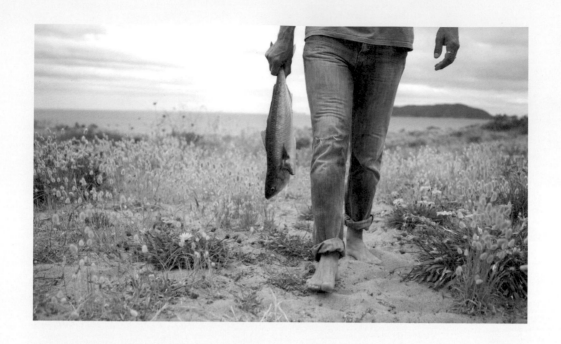

是一直很感興趣。事實上，過去認識我的人都知道，我對營養的看法是「營養對健康的重要性遠遠不及運動」。這是我的研究生涯─數百萬美元競爭性的研究資助、超過一百篇同行審議的論文發表和紐西蘭學術界最年輕的教授之一。我的職業生涯暢行無阻，我所要做的就是繼續保持與鍛煉。然而，出現三個好理由讓我徹底動搖並改變心意。

理由一：專業三鐵運動員訓練時的狀況

作為一個專業三鐵運動員，年輕時我花很多時間參與比賽。儘管每週訓練長達三十小時，但保持體重對我而言總是一場苦戰。我遵循「健康」的飲食建議：低脂肪和維持大量能量輸出所需的所有碳水化合物。我有技巧地運動和鍛煉，而且非常投入。然而，儘管我自律甚嚴，我的競賽體重還是在 85 至 87 公斤，這太重了，以至於無法在最高級的賽事中勝出。每當我停止那一級的高強度訓練時，我的體重就會迅速回升，非常地快。二○○三年，我們第二個孩子傑克遜出生後，我的體重達到 103 公斤。我的訓練不多，每天鍛煉一次，維持健康的飲食，不足以阻止體重悄悄地增加。當時對我來說很明顯的是鍛煉比營養更重要，因為鍛煉、大量運動是唯一對我有用的做法。不過，對我和

其他所有必須大量鍛煉才能保持體重的人而言，很顯然這其中似乎有些不對勁。

理由二：錯誤、徒勞的研究

我看過許多針對減重和改善心臟代謝健康的研究（包括高風險族群的大型隨機對照試驗），但成效都不彰。在公共衛生方面，我們花費數百萬美元告訴人們少吃、減脂和多運動。但現在的我很清楚，這些信息本身就有問題。大多數人認為體重增加和健康不佳的原因在於未能確實遵守這些指南，而不是指南和科學理論本身就出錯了。

理由三：在太平洋島嶼工作得來的經驗

當我受聘於世界衛生組織在南太平洋島嶼工作，致力於預防糖尿病和非傳染性疾病時，很明顯地，當地攝取脂肪最多的人往往最健康，依賴加工碳水化合物的人健康狀況則最差。同時到處都在宣導世界衛生組織的建議，告訴人們「少吃多動」——突然間我覺得很荒謬——這將所有的責任都歸咎於個人的意志力，卻忽略根本問題：生物學。太平洋地區的問題在於精製和加工碳水化合物，太平洋人們天生就不適合吃這些食物。閱讀傳

統社會的營養人類學（Weston A. Price 的《牙齒保健》（accounts of dental health）和 Vilhjalmur Steffanson 的《我與愛斯基摩人的生活》（My Life with the Eskimo））讓我意識到，從人類開始生存在地球的時間裡，完全與現在所謂的「健康」食物金字塔無關。

總結

很多東西我們要向祖先們學習。我們希望以科學之名摒棄傳統的知識和做法從根本上來說是有缺陷的。當然，科學可以解答疑問，但科學始終只是一套假設，而假設在任何時候都可能被證明為錯誤。有人說，我們在科學上的認知有一半是錯的，我們只要弄清楚究竟是哪一半就夠了。我認為營養科學更是如此，這是一門仍處於起步階段的科學。

我現在深信，主流營養科學和實踐主要是基於教條、工業既得利益、學術界「操弄」來獲取研究經費和刊物發表，而人們為了保住飯碗選擇睜一隻眼閉一隻眼。我知道這些遊戲怎麼玩，也曾玩過；不過我不想再搞這種把戲了。我們在改變規則。在這個無畏的新世界裡，象牙塔學者的影響力已不復存在，每個人都可以透過網路獲取訊息，沒有既得利益的客觀部落客興起，使我們進入一個新層面。

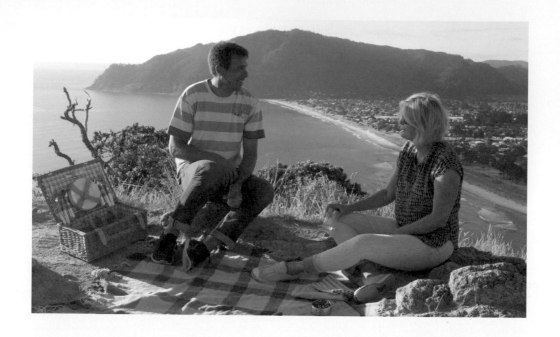

感謝老天，還好這個規則和領域已經改變了。

　　身為一名科學家，我相信保持好奇心、探究其它可能性和願意改變想法是我的本分。無論多數人的看法為何，我都要追求真相，這是最大的挑戰，至今仍是如此。無論我到哪裡，人們都會對我說：「幾乎世界上每一位傑出的科學家都認為脂肪，特別是飽和脂肪對人們有害，斯科菲爾德教授，你憑什麼持相反的觀點呢？」但科學並不是一場人氣比賽，這不是講求民主，就像諾貝爾得獎得者理查‧德費曼（Richard Feynman）一樣，我相信「對前一代最偉大的教師抱持堅信不移的信仰，是科學上所有科目的

一大危機。」上一代給我們一個高碳低脂飲食金字塔，但我的個人經驗和專業研究讓我確信這個指示是錯的，唯有透過採取類似祖先的飲食法，才可以中止肥胖流行並扭轉我們日漸增長的腰圍。

全食物營養師

卡琳・辛博士

作為一名 LCHF、倡導全食物的營養師，我的故事是從反思與批判的角度出發，並且誠實地承認我們真的搞錯了。

我投入營養界大約二十年，身為一名營養師，我一直認為自己的做法相當保守。我的日常工作涉及教學、研究和開業。直到兩年前，這項工作與我們的國家營養指南合作，該指南倡導高碳水化合物、低脂肪的飲食方式。由於我們日漸增多的肥胖流行病，我的「最高指導原則」背後的假設邏輯應該是以平衡能量為主，並且限制含有大量卡路里的營養素，即脂肪。

在我的職業生涯過去幾年裡，我的結論是我們搞錯了。隨後，我將我的營養哲學和實踐理論做一百八十度的改變，這不是一件容易的事情。在這段時間裡，關於什麼是對的、什麼是錯的，我感到非常困惑，以及對於我應該如何教導我的客戶感到焦慮不安，我甚至考慮轉行。但在廣泛的閱讀和評估分析、自我嘗試，以及經過一些願意參與嚴謹實驗的客戶後，我的疑慮一掃而空。多年來，我一直讓客戶使用低碳水化合物，但不是高脂肪（特別是動物脂肪）──所以當我第一次指示客戶購買全脂起司和牛奶，並且自由使用橄欖油時，我的心裡還有些不安呢！

以下是我改變觀點的原因，而且不再走回頭路了。我一直在想：為什麼過去五十多年的方法根本不管用？為什麼我們愈來愈不健康？最後，我用這三塊拼圖──證據、實踐和邏輯──把一切全拼在一起了。

理由一：證據

一直以來，我秉持著開放的心態來閱讀低碳水化合物、高脂營養等研究，過去我並不在意（因為它違背傳統！），但現在的我心裡有數，這比影響國家政策的瑕疵研究還要有說服力。這樣的轉變或許是職業歷練成熟了，亦或只是「時機到了」，誰知道呢？自從一九七七年正式採用以碳水化合物為基礎的低脂營養指南以來，我們已成為一個肥胖和疾病愈來愈多的國家，難道這只是巧合？綜觀全球，有超過三分之一的成年人和近20%（五分之一）的兒童屬於肥胖，而且糖尿病盛行，同時肥胖和糖尿病的發病率持續攀升。

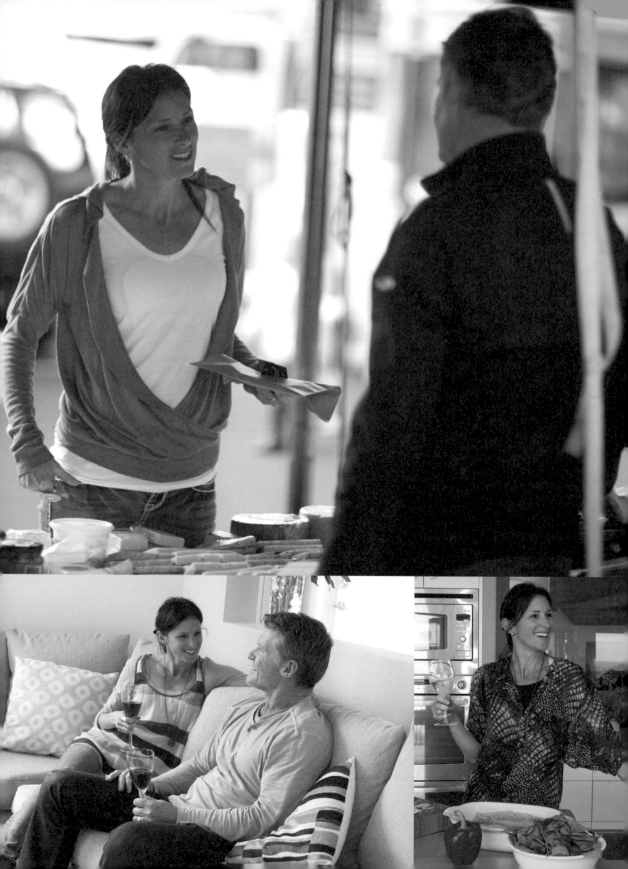

LCHF 營養的科學研究指出，這種飲食方式對許多人來說是一種可行和健康的選擇。它不僅包含更多營養密集的全食物來源，對減重效果也非常好，同時對糖尿病、癌症和阿茲海默症等一系列嚴重疾病的患者也很有幫助。

理由二：實踐

身為一位營養師，我從我的執業生涯中汲取經驗，特別是那些瘦身的客戶。當採用主流低脂減重法時，客戶的體重確實有減輕，但他們常有飢餓感，並且需要配合大量運動來保持體重，這並非長久之道。

主流低脂減重法的問題在於，這些營養師大都身材苗條，並且認為如果我們吃的食物適合我們，那麼它肯定也適合我們的客戶。不幸的是，這個概念完全是錯誤的，實際上，同樣的食物對不同的人可能會有截然不同的代謝影響，於是，我們希望幫助的人反而從低脂減重法中獲益最少。

我在實踐 LCHF 瘦身法的經驗中創造一系列驚人的結果（自發性），包括能量提升、睡眠品質更好、情緒改善、腸道問題減少、皮膚狀況改善，以及發炎症狀減緩。同時所有人皆表示過程中不會感到飢餓，聲稱 LCHF 的生活方式很容易，而且運動是為了

健康而不是以控制體重為目的。從此以後，我就看到朋友、同事和家人都採取這種全食物 LCHF 的飲食方式。

理由三：邏輯

將飲食的重點放在加工食品上，而不是地球自然存在的食物，這似乎不合乎邏輯。我們遠古的祖先吃了全植物和動物性食物，這些碳水化合物和糖的含量都很低，並且富含天然的脂肪，而且他們很少有慢性疾病。我們的包裝、加工、強化食品供應對我們造成了傷害，如果我們不採取行動和提倡改變，我們將繼續受害。當我們之中有許多人患有胰島素阻抗（糖尿病前期、糖尿病、多囊性卵巢症候群和體重過重）的症狀時，我們卻用這個問題核心（即碳水化合物）的飲食法來治療這些疾病，天啊！這完全沒有道理。

總結

我沒有「健康故事」可以分享。我沒有超重，從來沒有過；我很健康，我是那些能夠耐受碳水化合物的幸運兒之一（就目前來說）。所以我的改變純粹只是想要保持「最佳」健康，或應該說是盡可能保持健康。我喜歡 LCHF 的飲食方式，對我來說，最大的好處就是我在兩餐之間不會餓，這

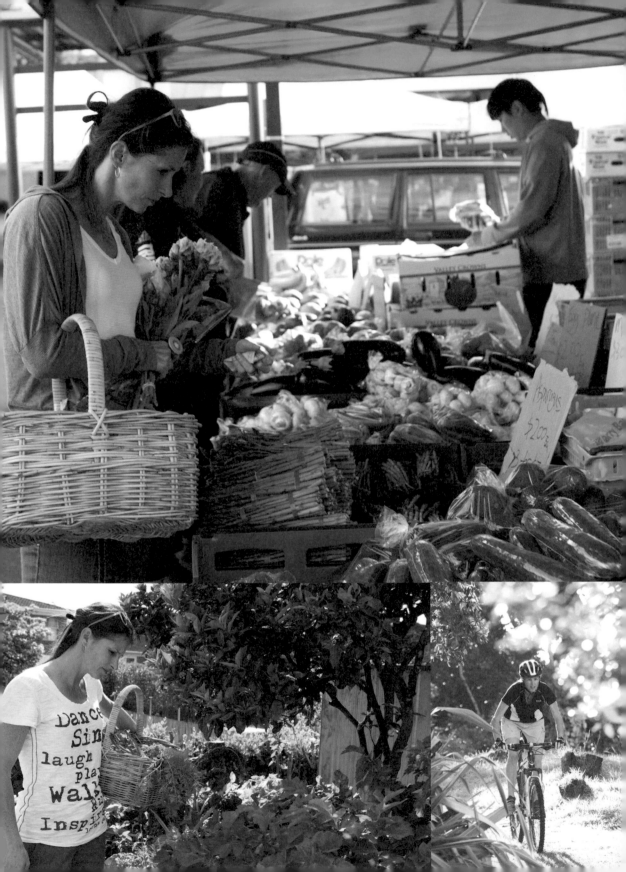

帶給我一種平靜祥和的感覺——這是我能形容的最好方式。我現在不會再餓到受不了時以高碳水化合物、99％的無脂包裝食品充飢。我知道我是以優質、富含營養、美味的食物為身體細胞供給燃料，且做法簡單又能持續。即使減肥不是你的目標，即使你現在可以忍受高碳水化合物的負荷，但這並不意味著你一定或者永遠都能如此，這也並不意味著攝取較少的碳水化合物你就無法做得更好。

正如我的故事一開始所說的，作為一名 LCHF、全食物的營養師，我從一名反思實踐者和批判思想家的觀點出發，並且誠實承認我們真的搞錯了。自從我改變方向後，我一直在紐西蘭和其它地方與營養師分享我的故事。從我的實踐中，我一直提出許多 LCHF 的科學研究和結果，且得到了各種不同的回響！

身為營養師，一般而言，我們是保守的保健專業人員，就某方面來說，這是一件好事。對於某些人來說，我們需要耐心等待，讓這個大幅改變的營養觀點和方向慢慢深入人心。在此期間，我將繼續推廣 LCHF 瘦身法。

受過米其林訓練的廚師

克雷格‧羅傑

在格拉斯哥附近的蘇格蘭西海岸長大的我，食物是一種糧食和燃料。傳統的蘇格蘭食物是馬鈴薯、燕麥粥、扁豆和大麥湯，算是「呷粗飽」吧！這不太能讓人十指大動，也談不上營養滿分。因此我非常愛看法國大師級廚師展示巧藝的電視節目，這與我熟悉的飲食文化天差地遠。在經歷幾次申請高等學校失利後，我意識到我渴望精進烹飪技巧，於是我在烹飪學院學習三年。在那裡我學到了法式古典烹飪的各種技巧。我投入廚師的生活，一邊學習一邊工作，在一家四星級酒店每週工作四十個小時，並樂在其中。大學畢業後，我決定以米其林餐廳作為我的「深造學院」。我向當時在蘇格蘭至少有一顆星的十二家米其林餐廳遞出申請，並且成功應徵上第一家回覆我的餐廳。

最終我成為一名 LCHF 廚師的原因很簡單，從憂心個人的健康開始。

理由一：二十八歲屬於糖尿病前期

在接下來的十八個月裡，我每週工作六天，每天十四個小時，這正是當時我想要的生活。我喜歡烹飪的作業程序並全心全意地投入，同時開始意識到任何廚師，尤其是追求卓越的廚師，其目標都是為了增添餐廳的用餐情趣，無論代價為何。有一天，當我以此目標製作舒芙蕾時，你不會想知道我究竟加了多少糖，我用最香甜的蛋白糊以達到味蕾上甜或酸的歡愉。記住：增添餐廳的用餐情趣，無論代價為何。我心想現實就是如此，如果我希望在烹飪界更上一層樓，我只能照著劇本走。

在與來自紐西蘭的未婚妻搬到紐西蘭後，我受到朋友們的啟發，決定去找醫生做一次徹底的全身健康檢查。以二十八歲之齡被診斷出患有「糖尿病前期」，照常來說我應該感到震驚才對，但在品嘗無數的舒芙蕾（以及其它許多含糖食物）後，我一點也不驚訝。不過我也才二十八歲，還很年輕，我不想被這種現實打倒，於是我開始研究，作為一名廚師，我是否可以做出好吃又健康、更好的食物呢？

理由二：個人的研究和閱讀

除了我的醫療診斷外，我在紐西

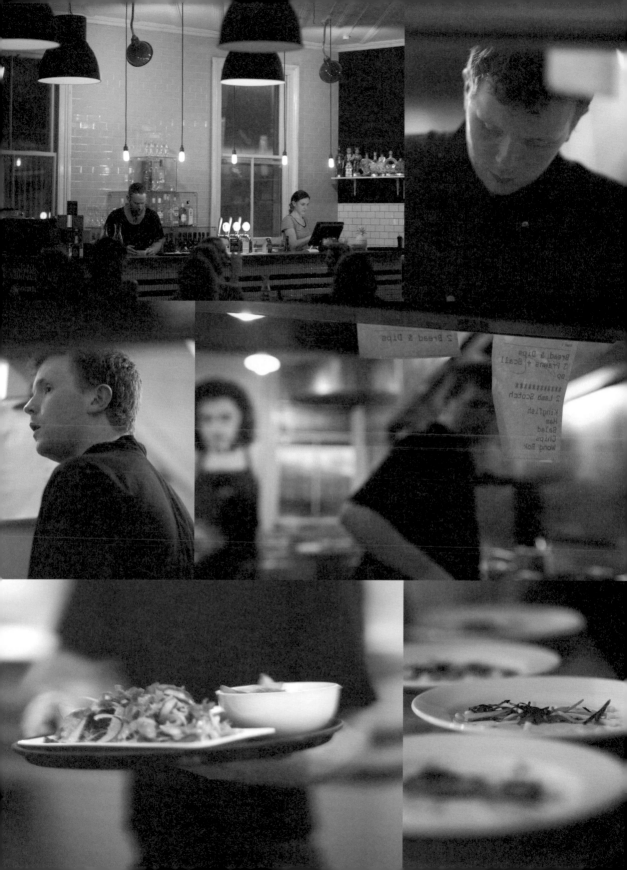

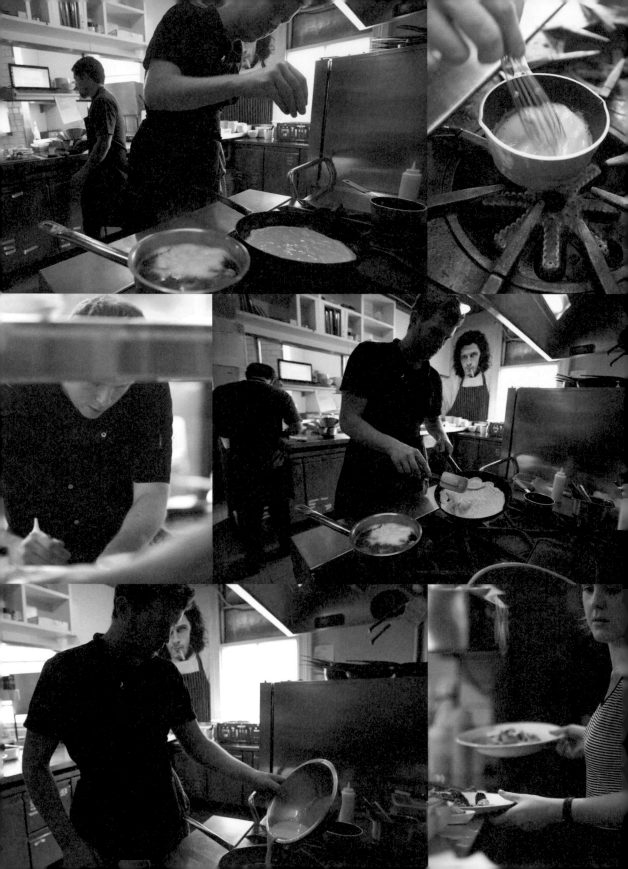

蘭的生活很順利。我的新家人對於能加入一位廚師非常興奮。此時，我一直積極研究 LCHF 瘦身法和所有的訊息，並參加格蘭特‧斯科菲爾德教授和卡琳‧辛博士主持的研討會。我研讀一些書，並且落實書中的飲食法在我與未婚妻的日常生活中。在婚禮的籌備過程中，這個是一個寶貴的工具，協助我及時在我們的大日子重拾健康（和腰圍）。

總結

在家人的支持下，終有一天要全家一起開餐廳的想法漸漸萌芽。姐夫埃利奧特、我的妻子海莉和我，我們一起組成一個團隊，準備迎接開餐廳的挑戰。二〇一四年四月 LOOP 開幕，在八個月的時間裡，我們完成任務，找到適合的地點實現我們的理念。我們餐廳的特色是提供季節性和當地美食，每一道佳餚都必須符合道德標準和永續，還有最重要的，必須美味，讓人們都還想再次光顧，流連忘返。

當然，根據我個人的經驗，我希望以低碳水化合物的選擇為主，並強調高營養。我設計的一些菜餚完全符合 LCHF 標準，因此我們在 LOOP 的

第一份菜單中至少有 25％為嚴格的 LCHF 選項，其餘的則為全食物，重點放在營養上，盡可能避免不必要的穀物和呷粗飽的食物。我在 LOOP 創造一份菜單，以協助傳達 LCHF 的理念：為我們的客人提供高品質的營養膳食。

我在五十三歲時
重拾高中時期的體重！

辛蒂 · 威爾斯曼（CINDY WIERSMA），53 歲，資深講師

十八個月前，我做了一直以來被告知與營養有關完全相反的所有事情，我將食物金字塔翻轉過來。如今我的生活完全改變（真的！），我現在採取 LCHF，所有（健康？）的全穀物都出局，取而代之的則是奶油、鮮奶油和培根。

過去

我的飲食通常是早餐麥片配脫脂牛奶，午餐以麵包為主，晚餐大多是義大利麵和米飯，再加上一些零食讓我度過一天。我吃零食的原因是因為肚子容易餓。雖然我沒有明顯的健康或體重問題，但長年下來體重一直慢慢地上升，衣櫃裡掛著愈來愈多不再穿的衣服，因為穿起來不太舒服了，而且我也知道人們如何看待你有穿衣服和沒穿衣服的差別。

是時候改變了

我是在參加格蘭特和卡琳在 AUT 千禧高性能體育館舉辦的首次 LCHF 研討會後，從 HCLF（高碳低脂）的飲食改為 LCHF 的飲食。LCHF 的證據合乎邏輯且令人心服口服，在最初的幾個月裡，我使用一款免費飲食應用程式（Easy Diet Diary），這讓我更瞭解不同食物的成分，並且開始從朋友、書籍和 Google 中尋找大量簡單可口的 LCHF 食譜和靈感。

現在

現在，我的典型每日早餐包括雞蛋和蔬菜或不加糖的全脂優格，配上漿果和美味的堅果（比過去加工又昂貴的穀物脆片更美味）。午餐是精心製作的沙拉，包括大量的綠色和多樣蔬菜加上雞蛋、酪梨、烤過的核桃或南瓜籽、藍紋起司、肉類如鮪魚、鮭魚、火腿、香腸或絞肉和橄欖油醬料的各種組合。晚餐則是以肉類和素食為主，但現在有了許多美味和簡單的 LCHF 食

譜和想法，我的選項幾乎多到用不完。我個人最喜歡的是一種非常簡單，用椰子奶油、紅咖哩醬和大量蔬菜烹調的雞肉叻沙。至於零食，雖然通常不需要，但每當我的老毛病又犯時，就會來點堅果、起司或水果，以及一些美味的黑巧克力。

當被問及過程中最困難的部分是什麼時，我必須老實說這一點都不難——我就是喜歡。我以為自己永遠不會有時間做早餐或午餐便當，但我發現當冰箱裡有各種健康的食材時，這時只需要一分鐘就能搞定餐點，然後裝入便當盒中出門上班。在改變我的飲食後，我最懷念的可能就是麵包和烤土司，但後來我發現一些無小麥、無穀物和無糖麵包、吐司的美味食譜，其作法不僅超級簡單，還讓我可以享受奶油或香蒜醬的風味，這真是太好吃了！

我覺得很好，之後也從來沒有感到不適。而且我留意到一個很棒的區別，傍晚不再有「虛弱和雙腿發軟」的感覺——這是我在一天結束時，急需補充食物（特別是在運動時），我會用的術語。通常我會覺得非常虛弱，雙腿止不住地顫抖。我曾經把這解釋為「卡路里虛脫」，並非常需要補充麥片或巧克力棒。雖然現在到了吃飯時間，我還是會感到肚子餓，但我不再像過去以碳水化合物作為我的主要燃料來源時，那樣地因缺乏熱量而體力不支。

我從 HCLF 轉變成 LCHF，因為我相信這是更健康的飲食法，同時我也希望再減掉幾公斤的體重。我從未想過走回頭路，八公斤就這樣不費力的減下來，而且還吃得更好。我知道這是更健康的飲食法，感覺好極了！我也做了血液檢查，一切都正常。我今年五十三歲，一切都棒透了，我喜歡這些食物，它還讓我重拾高中時期的好身材，這真是一個額外的收獲啊！

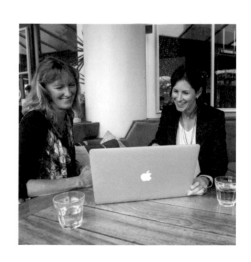

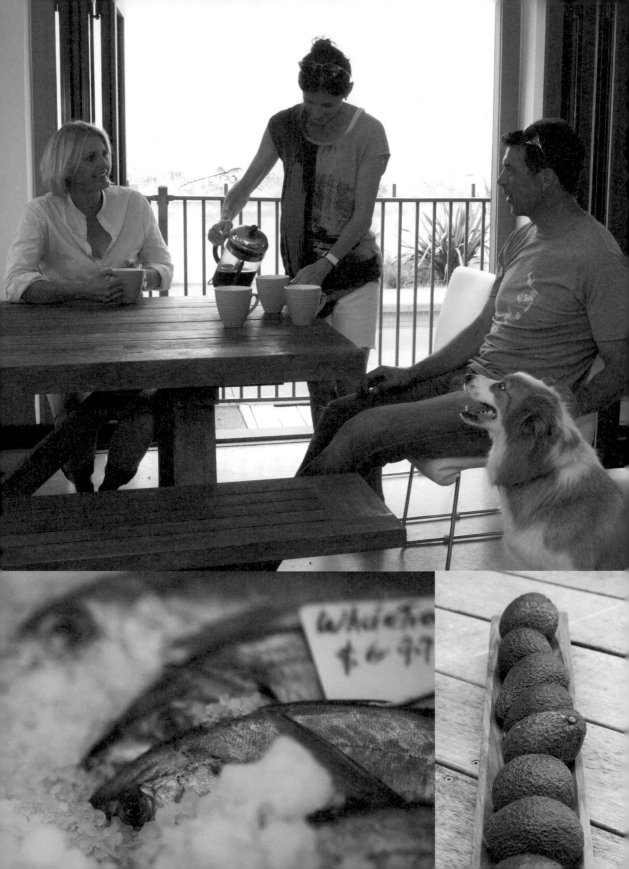

第一章
LCHF 入門

嗨！我是卡琳。

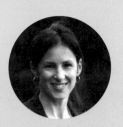

在這一章中，我將說明 LCHF 生活形態的細節。我們明白在開始一種新的飲食方式時會出現許多問題，所以我打算以一種實際的方式來解答這些問題，並且提供所有你需要的建議，以確保你的膳食健康與均衡，並且提供最優質的營養。這就是我的工作！

對我來說，與格蘭特和克雷格共同合作出版《脂肪多多益瘦》最大的優勢在於我們為這本書帶來多樣性的知識。這不是一本普通的食譜，不是只有食譜和漂亮的照片，在我們創作這本書時，我們想傳達的是一個 LCHF 生活形態完整的概念。在接下來的幾頁中，我將帶領你瞭解整個轉換的過程，包括你可能的感受、如何瞭解 LCHF 是否適合你、如何整理食品儲藏室和擺設冰箱，以及最重要的是如何讓你持續新的飲食法。沒有飲食法比這個更自然，而且富含美味的全食物，同時無需計算卡路里，最重要的是，你不會想吃甜食或總是吃不飽。

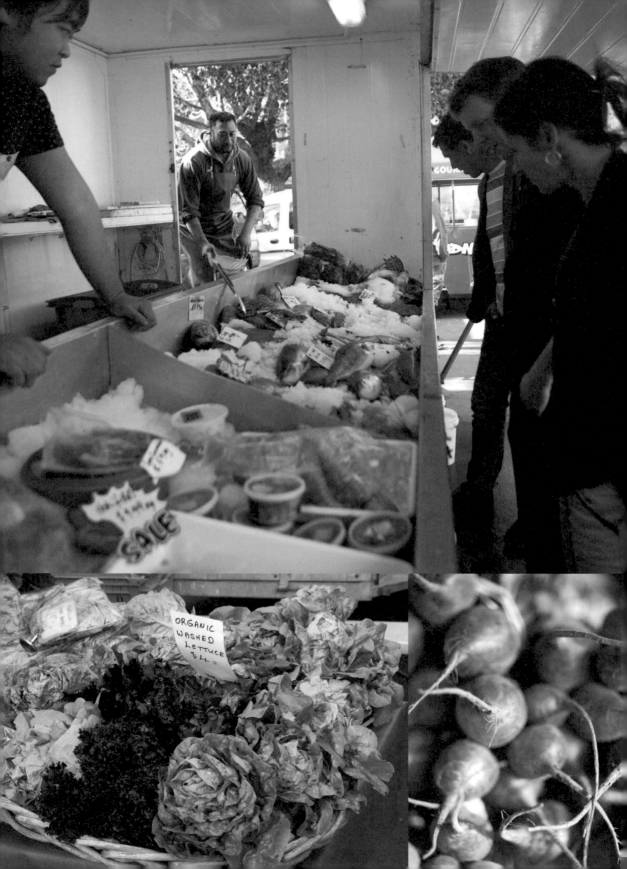

ORGANIC
WASHED
LETTUCE
$4 =

LCHF 適合我嗎？

你是否想過，你每天吃下多少碳水化合物？

想想我們現代的食品環境，我們吃的食物幾乎都經過加工、包裝和充滿添加劑，並且富含糖和加工植物油。我們通常每天至少攝取 250 公克的碳水化合物，這是我們一直被鼓勵（目前的國家飲食指南）要達到的數量，占每日總能量攝取量的 45-65%（即我們大部分的卡路里）。除了「保持低總脂肪攝取量」的指導原則外，食品行業摩拳擦掌，製作大量方便的食品（或者我應該說仿食物的食品），以便讓我們符合這些高碳低脂的目標。隨後，我會教你如何計算你目前攝取多少碳水化合物（每天的公克數），你一定會很驚訝。

我應該吃多少碳水化合物？

在進入 LCHF 生活方式之前，這是一個需要考慮的基本問題，你應該花一點時間研究。首先，由於它是「低碳水化合物」，我們的大前提是你要限制一定程度的碳水化合物。我會解釋如何減少碳水化合物攝取量，但先讓我們先探討：你適合攝取多少碳水化合物？

碳水化合物的限制程度分好幾級，而你的個人級數取決於你的新陳代謝、目標和當前的情況。很遺憾，我無法提供你個人專屬的資訊，因為我對你個人的概況毫無所知。不過我可以告訴你，碳水化合物限制大致分為兩大類：適度限制和嚴格限制。

當然，如果你現在是攝取大量的碳水化合物，那麼你只要少吃它們，就會從中得到好處。通常我們會發現，一旦你開始著手進行，並且對成效滿意時，你就會想達到個人的最佳限制水平。最終，嚴格碳水化合物限制（生酮飲食）對於一小部分的族群是有益的，例如，某些運動員、已經採取 LCHF 但減重過程停滯無法再進一步的人，以及潛在具有特定慢性疾病的個體，如某些癌症和癲癇。

如果你對自己目前的碳水化合物攝取量感興趣，你可以利用智慧型手機或電腦上的營養分析程式或應用程序準確地計算出來。我建議你現在就行動，因為你會學到食物中碳水化合物的含量，以及其它多量營養素，如蛋白質和脂肪。這些程式對剛踏入 LCHF 生活形態的新手是必備的工具，它們除了可以迅速檢查食物的碳水化合物含量，還可以追蹤進度，特別是在一開始時，這些工具都可以帶來很大的幫助。目前有許多這種應用程式，有些比較實用，有些甚至納入紐西蘭、澳洲或美國的食品數據庫。不過要留意，它們未必完全準確。對於在紐西蘭和澳洲而言，Easy Diet Diary 是一個不錯的選擇，但它只適用 Apple 蘋果系統；FatSecret 是另一個不錯的應用程式，適用於所有的智慧手機和電腦，同時在南非也可下載；MyFitnessPal 也是一個很好的應用程式，在許多國家都可以使用。

輸入你的日常飲食，你就能知道食物中的多量營養素（即碳水化合物、蛋白質和脂肪），以及你的日常總量。當然，如果你覺得這很麻煩，我們可以確切的告訴你，假設你是照著當前的飲食指南進食（即全麥麵包和穀類，以及其它一些包裝食品），那麼你的碳水化合物攝取量大約在 250 公克或更多。

或者，透過進行我們簡單的碳水化合物耐受度測試，你可以得知是否需要限制碳水化合物的攝取量（以及限制的程度）。

限制程度	每日碳水化合物的限制量	目標
適度限制	50公克至100公克	改善健康 減重（如果需要）
嚴格限制 （生酮飲食）	50公克以下 （最初在25公克至30公克）	減重（頑固體脂肪） 治療疾病（癌症、癲癇） 提升運動耐力的表現

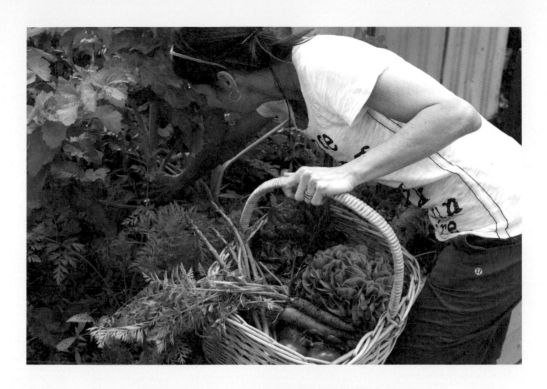

對許多人來說，我建議適度限制碳水化合物，
這很容易做到，而且可長期持續。

脂肪適應

　　脂肪適應是當你的身體從碳水化合物燃燒器（許多人都是如此）轉變成脂肪燃燒器時的過程，也就是身體已調適使用脂肪作為主要的燃料來源，其中最理想的是利用多餘的體脂肪——如果你有的話。雖然 LCHF 生活形態的好處通常幾天內可以見效，但只有當你的身體重新學習如何使用脂肪作為燃料來源，並且進入脂肪適應的時候，你才會開始體驗到全面有

益的成效，包括應付自如和穩定的能量水平、體重管理（如果這是目標）；對於活動量大的個體而言，體能和恢復力都會更強健、更快速。我們稱這個階段為「脂肪適應」。

　　脂肪適應的幅度與碳水化合物限制的幅度相似，如果你選擇適度限制碳水化合物，那麼你的脂肪適應程度也會在適度，而若選擇生酮飲食，那麼你會體驗到完全的脂肪適應。

碳水化合物耐受度測試

以下每一項描述，從 1 到 5 給自己一個分數，最後再加總

01 ＝沒有　　**02** ＝很少　　**03** ＝偶爾　　**04** ＝經常　　**05** ＝總是

○ 節食對我來說很困難，因為我常常肚子餓。

○ 我經常餓到一定得吃東西。

○ 我會形容自己離不開甜食。

○ 我很容易發胖，主要是胖在腰圍（男性）或臀部（女性）。

○ 我很難減重且容易復胖。

○ 我總是餓到吃不停。

○ 我總是吃光盤子裡所有的食物，而且通常會再吃一份。

○ 當我肚子餓時，我會很想吃碳水化合物食品，特別是甜食或澱粉類。

○ 我的近親患有糖尿病、痛風或心臟病。

○ 我應該多運動，但大多數時間感到疲軟和毫無動力。

○ 雖然我節食過好幾次，但我還是超重很多。

○ 我有以下一種或多種症狀：糖尿病前期、糖尿病、痛風、神經系統疾病、關節炎或其它發炎症狀、腸道相關疾病，包括腹腔疾病和 IBS（順便一提，如果此格你的得分為 5，那你一定會受益於 LCHF 的生活方式）。

分數總和

12-27	28-43	44-60
你對碳水化合物的耐受度可能很高，你可以選擇自己想要的碳水化合物限制程度。戒糖是一件容易的事，你可以先從戒糖開始限制你的總碳水化合物攝取量。	你可能有一些碳水化合物不耐受，但還在掌控之內。你只要透過簡單降低當前的攝取量或採取適度限制的攝取量就能從中受益。	幾乎可以肯定你是碳水化合物不耐受，並且可以受益於 LCHF 飲食法中對碳水化合物適度的限制量。

我們覺得你可能會很驚訝？所以上車吧！讓我們現在就出發！

對大多數人來說，只需要適度的脂肪適應或碳水化合物限制，就能得到預期的健康和體重，而且這可能就是最好的狀態。所以，如果你尚未達到適度的脂肪適應目標，我不建議你採取嚴格碳水化合物限制來達到完全脂肪適應，這樣是沒有意義的，而且你可能也並不適合。

無論你決定哪一種程度適合你，往下將提供幾個重要的細微差別，幫助你突破達成目標前的瓶頸，或者當你抵達到後卻有一種「身體不適」的代謝灰色地帶，又或者出現其它的問題等。

安然做好限制碳水化合物的準備

做好心裡準備。如果你一直以來都是採取適度至高碳水化合物飲食（每天超過 250 公克），並且打算採取 LCHF 全食物飲食，那麼你可能會遇到以下的症狀（部分或全部）：

- 無精打采
- 渴望甜食
- 頭昏眼花
- 便秘
- 頭暈
- 腦霧

這些症狀只是暫時的，甚至有些人根本沒有經歷過。引發症狀的原因與其嚴重程度取決於二個因素：過去攝取的碳水化合物量與預計要攝取的量（碳水化合物減少地愈多，就愈容易產生症狀），以及你對糖或碳水化合物的成癮程度（癮頭愈大，愈有可能經歷到這些症狀）。隨著你的大腦和身體開始適應使用脂肪作為燃料來源而不是碳水化合物時，面臨這些症狀都是正常的。對於大多數人來說，這不只是一個簡單的轉換而已，身體需要將一些生化機能重新編排，以便啟動人類已經運行好幾千年的能量系統。在極端碳水化合物限制的情況下，當葡萄糖不足以為大腦提供燃料時，身體會切換燃料來源並開始向大腦供應酮體——順便說明，葡萄糖和酮體作為燃料的效果都非常好。當身體使用脂肪作為燃料時，脂肪會在體內分解形成酮體，而血液中若有酮體存在，這表示脂肪已是你的唯一燃料來源（也就是你已進入完全「脂肪適應」）。

提示

如何調適和緩解這些症狀

❶ 選擇開始的時間點

我強烈建議你提早計畫開始 LCHF 的旅程（特別是較嚴格的碳水化合物限制）。如果你的工作非常需要腦力激盪和專注力，那麼啟動 LCHF 最好的時間點是在星期四或星期五或休假期間。這個過程需要幾天的時間才能大幅減少或消耗身體的糖原（被儲存起來的糖）儲備量。然後到了周末，你可能會有幾天的「不適」，並且希望在下周開始前，大多數的症狀可以消失。這個階段是關鍵期，當你渴望甜食或碳水化合物時，千萬不要屈服。將這個過程看成排毒或修復—碳水化合物的癮頭可能和毒癮一樣強大。

❷ 增加鹽攝取量

這點很重要。無論你決定的碳水化合物限制程度為何，你都需要補充更多的鹽來緩解症狀，特別是頭暈和疲勞。在早期適應階段，由於身體的調整，體內會隨著碳水化合物儲存量的下降而流失水分（1 公克碳水化合物與 3 公克水一起儲存在體內）。因此，電解質鈉和鉀會暫時出現不平衡的狀態，這可能會讓你感覺有點「不舒服」。如果是嚴格限制碳水化合物，這種現象通常稱為「生酮不適症」，有好幾天你會只想躺在床上（所以開始的時間點很重要）。同時，你可能會少吃加工食品，從而減少整體的鹽攝取量，這也再次強調這個階段補充鹽的重要性。

❸ 預防便秘

適應階段早期可能會出現便秘的情況，這時你可以做幾件事以解決這個問題，包括確保攝取足夠的水分和蔬菜纖維，但最重要的是攝取足夠的脂肪。我知道這聽起來很奇怪，但通常增加脂肪攝取量可以為大多數人解決這個問題，這又是另一個擺脫脂肪恐懼症的好理由！

為了預防或緩解這些症狀，你可以在現有的食物攝取量中添加半茶匙的鹽，或者每天喝一到二杯的湯（將濃縮高湯加水混合）。

決定好你的碳水化合物限制量和開始的時間表了嗎？接下來就要出發了，請翻開下一頁吧！

十大原則

LCHF 的概念基本上很簡單：如果你真的只吃「全食物」，那麼你自然會比現在所採取的飲食攝取更少的碳水化合物和更多的脂肪。但是，若要使 LCHF 成效更好，你需要更多的資訊。我將這些訊息歸納為十大原則，你要經常練習，很快地這些原則會成為你的習慣，並且在潛移默化中，你會接受這種飲食和思考方式，同時對自己的決定充滿信心，現在就讓我們開始吧！

❶ 低「HI」指數

我所指的不是 GI（升糖指數），而是人類介入（Human Interference）因素，這是油脂教授所創的一個術語。HI 因素代表食物人為介入的程度，也就是指食物的加工程度。以 1 至 10 的等級分類，1 表示人為介入或加工的程度最少（低 HI），10 表示人為介入或加工的程度最大（高 HI）。綠或白花椰菜等蔬菜的 HI 因素為 1，麵食或餅乾的 HI 因素為 10。我們發現 HI 因素是檢查食物的好方法，有助於我們做出選擇：如果你不知道該如何挑選食物，那麼你可以考慮 HI 因素，並且選擇低 HI、未加工的全食物。

❷ 減少碳水化合物（減少而不是完全摒除）

我們吃的食物通常含有大量的營養素，其中包含多量（碳水化合物，蛋白質和脂肪）和微量（維生素和礦物質）營養素，而不僅僅只有一種。然而，我們可以大致將食物歸納為主要的營養素類別。例如糖、含糖飲料、蜂蜜、麵包、穀物、麵條、米、餅乾和麥片、水果、蔬菜、牛奶和優酪乳均含有碳水化合物。也就是說，並非所有的碳水化合物都是一樣的。

當採取 LCHF 飲食時，我們希望確保以優質的碳水化合物作為你的日常分配組合，從這個意義上來看，LCHF 重質又重量。我們先來探討三種不同類別的碳水化合物，我喜歡把它們形容為「好的」、「壞的」和「劣質」。

我們先從「好的」談起，諸如水果、蔬菜、乳製品和豆類等食物含有最優質的碳水化合物。雖然它們提供的實際碳水化合物在人體內是以與精製糖完全相同的方式運作，但這些食物也提供多種有益的營養素，如纖維（來自水果、蔬菜和豆類）以及鈣和蛋白質（來自乳製品）。它們是最少加工的碳水化合物，HI 因素最低，並且含有大量的水分。請記住，這不是 NCHF

（No-Carb, Healthy-Fat 無碳水化合物、健康脂肪），而是 LCHF，我們會適度選擇最優質的碳水化合物。

其次，讓我們來談談「壞的」，諸如麵包、玉米脆片、義大利麵、麵條、米、穀物麥片和餅乾等食物主要都是碳水化合物，但它們也含有蛋白質和脂肪。它們在體內的處理方式與精製糖相同，但與全食物相比，它們的營養密度較低，並且經過許多加工。這個所謂「壞的」標籤也許有點極端，但希望你收到我們想傳達的訊息，或許將這些食物解釋為較高的選擇的碳水化合物比較貼切。

最後，「劣質」。最糟糕的碳水化合物是精製碳水化合物，如含糖飲料和甜食，還有糖本身，這些存在於許多食品中。通常這些食物對身體毫無益處，我認為它們反而有害人體，糖甚至被形容為有毒。很高興關於糖對人體有害的影響已成為普遍的共識，如果這些食物經常出現在你的飲食中，現在是時候將它們戒除。它們不會帶給你任何營養，只會讓你更不健康。

避免使用「劣質」的碳水化合物需要我們意識到食物中隱藏的許多陷阱，這可能會讓你感到很驚訝。事實上，糖大約有一百個不同的名字，其中有一半我從來沒聽過。糖在食品標籤上有各種化名，例如蔗糖、乳糖、麥芽糖、半乳糖、果糖、麥芽糖糊精、右旋糖、木糖和葡萄糖等等。此外，還有很多其它形式的甜味劑比糖本身更好（見以下清單）。

儘管名字繁多，但你的身體知道這些都是糖，處理它們的方式與普通的糖（或蔗糖）沒兩樣，所以不要被愚弄，它們騙不了你的身體。營養科學很複雜，或許消費者會感到困惑，因為消費者需要看懂食品標籤以做出最佳的選擇。這時候選擇沒有標籤的食物（即全食物）是最簡單省事的方法。

常見的甜味劑

- 蜂蜜
- 龍舌蘭糖漿／花蜜
- 糖漿
- 麥芽糖蜜
- 糖蜜
- 焦糖糖漿
- 金色糖漿
- 玉米和糙米糖漿
- 甜菜糖蜜、紅糖、原糖、蔗糖、糖粉、棗蜜、精糖和椰糖等。

❸ 合宜的蔬菜

蔬菜在 LCHF 生活形態中的重要性不用我再強調了，從飲食中去除加工的穀物食品意味著去除一些纖維、維生素和礦物質，所以增加蔬菜的攝取量必不可少。我強烈建議在一天三餐和／或點心中納入蔬菜。與碳水化合物一樣，並非所有的蔬菜都是相同的，我們可以將它們分為兩大類：非澱粉類蔬菜和澱粉類蔬菜。

大多數非澱粉類蔬菜都生長在地面上，它們富含大量營養素（如維生素和礦物質），但碳水化合物含量很少。這些蔬菜包括綠葉蔬菜（生菜、菠菜、羽衣甘藍、莙蓬菜）、綠花椰菜、白花椰菜、西葫蘆、胡蘿蔔、芹菜、蕃茄、小黃瓜、青豆、蘑菇和洋蔥。如果是採取適度限制碳水化合物，那麼你可以隨意吃（盡可能多吃）。對於嚴格的碳水化合物限制（即生酮飲食）則要注意攝取量，因為大量蔬菜中的少量碳水化合物也會聚沙成塔。

澱粉類蔬菜包括生長在地下的蔬菜。雖然它們含有維生素和礦物質，但也富含許多碳水化合物。這些蔬菜包括馬鈴薯、地瓜、蘿蔔、甜菜根、南瓜、山藥、芋頭，豌豆和玉米。這並不是說你不能吃這些蔬菜，而是吃的次數要比非澱粉類蔬菜來得少或分量小一點。

澱粉和非澱粉類蔬菜的比例取決於你的個人目標、活動量和類型，以及你選擇的碳水化合物限制程度。馬鈴薯和地瓜（例如馬鈴薯泥）通常會在一次與其它澱粉類蔬菜（例如星期日烤肉）搭配食用，而甜菜根或豌豆可能在任何一餐中以較小分量食用。有鑑於每個人不盡相同，最好的做法是將碳水化合物的優先次序列出，然後選擇適合你的計畫的限制類型，以及攝取碳水化合物的時機。

❹ 和脂肪做好朋友

落實 LCHF 的首要障礙是脂肪恐懼症。在長達五十年被（錯誤地）告知盡可能少吃脂肪，特別是飽和脂肪後，我完全可以理解大眾為何這麼害怕脂肪。不過你要知道，脂肪攝取不足會產生兩個問題：最終不是變成低碳、低脂飲食（這代表吃太少，永遠吃不飽），或者（最常見的）是低碳、低脂、高蛋白飲食（提高蛋白質量好讓你有飽足感，因為你總得吃束西，對吧？）。然而過量的蛋白質也有風險，為何？因為多餘的蛋白質會被肝臟代謝成葡萄糖——沒錯，就是糖！這是適得其反，相當於攝取高碳水化合物。

脂肪該攝取多少？何種類型好？

脂肪的攝取量取決於兩個重點：你的目標和每日總能量的需求。每個人的能量需求都不同，因為有體形大小、身體組成和日常活動量（偶爾運動或規律運動）之別。不幸的是，我們沒有像類似碳水化合物那樣的「脂肪處方」。我的建議是在每餐中盡可能加入脂肪，好讓你有飽足感，並且持續到下一頓主餐，而不需要在兩餐間吃零食充飢。這個過程勢必需要一點時間，不斷嘗試、犯錯和修正：傾聽你的身體以找出最適合的方法。

如你所知，我們所指的 LCHF 是低碳水化合物和健康脂肪。你應該吃的脂肪類型，我們將之歸納為以下的十大脂肪或脂肪來源。

橄欖油

富含植物性單元不飽和脂肪和抗氧化劑，橄欖油和調味橄欖油是我首選的優質烹飪油，也是增加沙拉和蔬菜膳食脂肪含量的好方法。我主張自己做沙拉醬，而不是購買含有廉價和加工過的現成工業種子油——參閱第 148 頁廚師克雷格的絕妙範例，作法真的很快又容易。

無論是何種油，烹飪時都有一項最重要的原則：油溫不可高於發煙點，因為這時油會開始分解、燃燒，並使食物味道變差。橄欖油雖可高溫烹飪，但這取決於油本身的品質，品質好的油其發煙點較高。所以如果你想高溫烹飪，我的建議是購買優質的橄欖油（如特級初榨

橄欖油）；否則，請使用其它油脂烹飪，如下所示。

椰子油

由於結構穩定，所以椰子油也適用於高溫烹飪，而且還含有大量的飽和脂肪。若大量攝取存於碳水化合物飲食和加工食品中的飽和脂肪會傷害身體健康，但在 LCHF 下，你吃的是完整未經加工的食物，包括飽和脂肪及其它類型的脂肪（但不包括反式脂肪），所以椰子油對身體無害。如果你不喜歡佳餚帶有椰子味，你可以選擇去味椰子油。而製作無穀物格蘭諾拉麥片時，我建議選擇原味椰子油以增添風味。

椰子製品

將椰漿或椰奶加入冰沙或倒在優格和無穀物格蘭諾拉麥片上是增加早餐脂肪攝取量的一個快速簡便的方法。搭配咖哩也是一頓美味的晚餐（或搭配第 178 頁的花椰菜米）。將椰子肉切塊直接吃也是一道美味的點心，而且剖開椰子非常有趣！

酪梨

酪梨富含大量單元不飽和脂肪，營養成分極高，可以大幅增加沙拉的脂肪含量，它們也可以做成以酪梨為基底的沾醬。

夏威夷果

夏威夷果的脂肪含量高達 70% 至 80%，並受烹調方式的影響。它們非常美味，很容易一口接一口，所以即使是健康脂肪也要小心不要過量。

堅果醬

堅果醬很適合作切碎蔬菜、無穀物餅乾上的沾醬，或者少量加入冰沙以增加一些蛋白質。市面上有一些很好的綜合堅果醬，例如杏仁和腰果醬，或者加入葵花籽或南瓜籽的花生醬，購買時請選擇無糖的口味。此外，堅果醬價格可能相當昂貴，但做法其實並不難，你可以用強力攪拌機自己動手做看看。

起司

不再需要選擇最低脂的起司！不論是何種起司都可出現在菜單上，包括美味但往往「難聞」的藍紋起司、絲狀的莫札瑞拉起司和味道重的帕馬森起司。它們含有大量的脂肪、蛋白質和鈣。

鮮奶油

原味鮮奶油無論是直接添加或打發，都是升級漿果的絕佳武器。你不妨嘗試冷凍漿果搭配濃厚鮮奶油或馬斯卡彭起司，可製作出近似冰淇淋般的口感。鮮奶油也可以添加到冰沙、燉菜或咖啡，這有助於延長你的飽足感。

奶油

奶油富含脂溶性維生素 A、D 和 K₂，以及一系列對健康有益的化合物。此外，奶油也很適合烹飪，例如將融化的奶油淋在蔬菜上，香氣迷人又美味。

多脂肉類

沒錯，在做菜或用餐前，不再需要挑最瘦的肉或將肥肉剔除。你可以盡情享受脆雞皮和脆豬皮而不用心懷罪惡！實際上，它甚至可能對你有益（見第三章第 243 頁）。香腸是另一種增加脂肪含量的好方式，只要你可以從肉販那兒購買到不添加小麥和澱粉的優質香腸（超市許多品牌皆含有大量添加物）。

要避免的脂肪：反式脂肪

避免反式脂肪是必要的。反式脂肪是一種不飽和脂肪。幸運的是它們不常見於自然界，主要由人為加工產生，所以大多存在於包裝、加工的麵包和糖果類食品中，因此全食物的 LCHF 飲食無需擔心這個問題。

多年來我們一直被告知，現在終於有完整的證據指出要避免加工的多元不飽和種子油 —— 如芥花油、葵花油、沙拉油和米糠油——主要的原因不在於反式脂肪，而是在製造這些油所需的加工程度，以及它們的脂肪酸比例具有發炎屬性（含有大量 Omega-6 脂肪，少量 Omega-3 脂肪。我們想要的是更多的 Omega-3 ！）。透過去除這些油類，我們可以減少發炎和改善健康。此外，要留意那些所謂「健康」的產品，如堅果、橄欖和罐裝魚，因為這些往往會添加這類廉價的加工種子油，購買時請選擇只用橄欖油浸漬或烘烤的食品。

「如果你攝取過量的蛋白質，最終你攝取的碳水化合物會比你以為的更高，因而失去了降低碳水化合物的目的。」

❺ 適量蛋白質

記住，LCHF 不要求高蛋白攝取量。雖然蛋白質可以帶來飽足，但過多的蛋白質會轉化為葡萄糖。所以如果你攝取過量的蛋白質，最終你攝取的碳水化合物會比你以為的更高，因而失去了低碳的目的。

那麼多少算是太多？你個人的蛋白質需求取決於你的體型和結構、年齡、壓力水平、活動量、活動類型和目標。在採取 LCHF 時，你要記住兩大關鍵訊息：

首先，在一天之中將蛋白質均勻分散，以確保每餐都有蛋白質和脂肪飽足的組合。

其次，蛋白質的食物量盡量不要超過手掌的大小。原則上 100 至 120 公克的肉、魚或雞肉（手掌大小）提供大約 30 至 35 公克的蛋白質。如果你真想探究原因，答案是重量是由脂肪、結締組織、水和骨骼組成的。

蛋白質攝取量主要的範圍，從一個久坐不動個體（希望你不是！）的體重，每公斤攝取 0.8 公克到需要促進肌肉生長的個體，每公斤攝取 1.6 到 1.8 公克，或者更多一點。很多人誤以為運動員比非運動員需要更多的蛋白質，但事實上，他們的需求量只多一點而已，而且透過全食物即可輕易達到。那些試圖達到營養性入酮的人其蛋白質攝取量要更嚴格。每個人的需求量差異很大，但大原則我傾向以每公斤理想體重攝取大約 1.5 公克。這並沒有很多，尤其對體重偏低的人來說。而大多數人肯定也覺得這個攝取量非常低。然而，如果你採取 LCHF 的一般原則，則無需如此嚴格，但仍要留意蛋白質攝取量。

給素食者的建議

素食者需要從植物中獲得蛋白質，包括豆類、堅果種子、豆腐等豆製品。這些食物往往含有三分之二的碳水化合物和三分之一的蛋白質（除了堅果和種子，它們的差異更大），因此，讓素食者減少碳水化合物而不影響蛋白質攝取量的挑戰性更大。然而，只要注意它仍然可以實現，記得要遵循大原則。

❻ 遵從身體的指示進食

　　LCHF 生活方式的美妙之處在於我們能夠感受到身體與生俱來的飢餓和飽腹感的訊息，因為蛋白質和脂肪為我們提供「飽足因子」，幫助我們衡量自己是否吃飽。

　　當然，我們還需要留意我們的進食速度和飲食環境，這些都會影響我們的攝取量。當我們吃得太快時，我們不會察覺到我們的飽腹感，進而可能吃得太飽。例如在電視機或電腦螢幕前吃東西時，我們往往無法專注於食物上，無法細嚼慢嚥且有意識的享受餐點。研究顯示，不管膳食成分為何，當人們將注意力轉向別處時往往會飲食過量。

❼ 連結支援系統

　　我不鼓勵你單靠自己採取 LCHF，雖然這是有益的生活方式，但你需要擁有支援系統才能實現（並且盡可能順利和輕鬆地轉換）。這其中包括家人、朋友和同事的支持。家人是你首先要考慮的問題，因為對他們來說，改變生活方式也很重要。雖然每個家庭成員可能有不同的需求，但 LCHF 生活方式和基本全食物原則適用於每個人。如果有成員想要攝取更多的碳水化合物，那也沒問題，只要從全食物來源選擇碳水化合物即可。最終，如果整個家庭都接受來自全食物的碳水化合物，那麼即使某些人的碳水化合物攝取量較高，也比都依靠加工食品來得更好。

　　那朋友和同事呢？你只能控制你能控制的，但我強烈建議你至少告訴人們你在做什麼，並解釋你的動機。雖然他們最初可能不會同意你的選擇，但在看到美味的食物和相關的好處後，很可能會心生疑問、支持，甚至開始嘗試 LCHF，這種情況我在診所裡屢見不鮮。

　　澳洲的工作場合中，早上同事你來我往地買飲料請客的畫面很平常，但其中往往含有大量的糖。如果這是你的三餐「點心」（檢查原則 9）的一部分，那就沒問題。但如

果你的同事知道你的目標，那麼這種不成文的請客風氣會漸漸離你而去。或者，在其中添加更健康的全食物選項，這樣你就可以參加而不用勉強吃你選擇不吃的食物。

最後，在外用餐你還需要餐廳的支持。如果你喜歡菜單上的某道菜，但其中含有一部分碳水化合物，這時你可以要求省略不要或更換其它食物。許多人怕給別人帶來困擾而不想開口要求，不過你要知道，你是消費者，你可以要求你想吃的食物。想想看，由於你不想成為奧客，所以你點一份烤麵包加蛋，最後卻將麵包留在盤子上，相反地，你可以要求他們將麵包換成奶油菠菜、蘑菇或烤蕃茄。這不僅減少浪費，還能確保你得到想吃的食物和豐富的營養。許多咖啡館和餐館都已司空見慣，並且很樂意調整。久而久之，咖啡廳和餐廳自然就會改變菜單，以滿足客戶對低碳水化合物的需求——已經有不少案例了。

「如果你的同事知道你的目標，
那麼這種不成文的請客風氣會漸漸離你而去。」

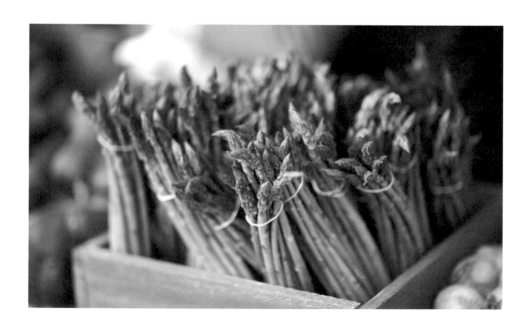

➑ 按部就班不費力

這個要點指的是你應該如何看待並執行 LCHF 的飲食計畫、購物、儲存、準備和烹飪食物，而非耗費精力。LCHF 飲食是一種生活方式，不是「節食」或「風潮」。一旦你掌握了原則，接下來就是持續保持，你唯一需要做的就是稍微監控。按部就班才是成功之道。

我認為為了達到特定目標而開始做某些事情，等到目標達成後就停止毫無意義，而這就是「節食」！我們對節食不以為然，我們更感興趣的是讓你瞭解其中的意義，並且提供工具協助你改變思維模式。來回想一下你如何照顧你的牙齒，是不是每天早晚刷牙並且使用牙線（希望）？這看起來可能很麻煩，但是你這麼做是為了保護你的牙齒，你知道這對你來說很重要。「按部就班」同樣重要：身體中的每一個細胞都仰賴於你放入口中的東西。試圖照顧你的細胞，你就會照顧好你的健康和家人的健康。想想完成這項工作所需要的活動：一點點的膳食計畫、採買、食品儲藏、準備餐點。與其將這些視為任務，不如調整心態將之視為一個機會，一個做好一周食品並促進健康的規劃的機會。將這些過程變成慣例更有助於實現，例如星期六我固定去購物，以確保冰箱裡有足夠的 LCHF 食物，星期天我就會為未來一周做好準備和烹飪。記住，如果你沒有做好準備，那你就要有面臨失敗的心裡準備！

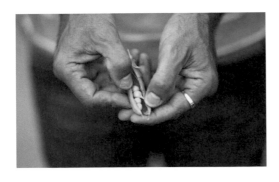

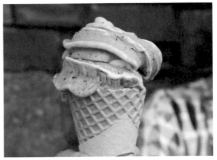

⑨ 一日三餐

沒有人是完美的——我肯定不是，當然我也不會如此要求你。經驗指出，限制太多的飲食是無法長遠持續的。我們總需要「享樂一下」，生活中總會有生日、週年紀念、工作派對、假期和其它社交活動，期望自己不要沉迷於那些「非LCHF」的樂趣是不切實際的。只要確保這種甜頭不會過於頻繁，以免舊習難改重蹈覆轍。「一日三餐」原則是一種偶爾「打牙祭」的好方法。它的運作原理為：每週21餐（一日三餐），其中的18餐為LCHF，

另外3餐可以選擇你喜歡吃的食物，如甜食、披薩或義大利麵，或生日蛋糕。這完全取決於你，但至少選擇你真正喜歡和想吃的東西，並且盡情享受！這3餐不必「硬性」安排在所謂的「作弊餐」中，而是根據遇到的情況處理。如果你在幾周內都沒有遇到這種場合，這並不代表你可以累計次數，然後在一星期內用掉。重點是，我們要在大部分時間採取LCHF和偶爾的特殊場合的非LCHF之間取得平衡。

⑩ 不只是食物而已

LCHF的主要原則是食物，但它也涵蓋全方位的生活形態。我們的目的是改善你的健康，因此不吸菸、減少壓力、消除環境毒素、保持最佳睡眠品質、多運動和曬太陽都很重要。「最佳」這個詞在這裡很重要，因為太少或太多都不好（除了吸菸以外，當然能禁菸是最好）。

最近一項長達七年，針對3760

人的研究顯示，最佳的睡眠時間男性為每天7.8小時，女性為每天7.6小時。現代人的睡眠時數比前幾代人少許多，最主要是因為忙碌的生活。然而，睡眠不足會對健康產生負面的影響，包括肥胖和慢性疾病的風險增加。缺乏睡眠會刺激食慾，而且很可能發展成胰島素阻抗，這意味著你無法耐受碳水化合物。因

此，睡眠為健康生活的優先序列。這可能代表少看一點電視，或者平時早一點關燈上床。然而，過多的睡眠可能也會產生類似的負面影響，所以「最佳」的睡眠時數將近 8 小時。

運動是保健生活中非常重要的元素，就像睡眠一樣，但這不是做愈多愈久就愈好，不然會給身體帶來不必要的壓力，進而造成傷害。運動的最佳活動量因人而異，在理想情況下，定期運動，包括提高心率以維持或改善心血管健康的活動，以及保持骨骼和肌肉健康的負重運動。最後，讓心情愉快可幫助你持之以恆。當然，你的運動量和強度取決於個人目標和情況。

適當的曬太陽是另一個經常被忽略，但對健康有益的因素。太陽的 UVB 射線可使體內產生的維生素 D 轉化為活性形式。活性維生素 D 是一種重要的脂溶性維生素，缺乏這種維生素會導致骨骼受損。我們常被警告過度曝曬會產生傷害，導致部分人因噎廢食，陽光反而曬得太少，進而缺乏維生素 D。我們需要的是適量安全的陽光照射。防曬衣、防曬油、帽子、太陽眼鏡等固然重要，但我們也需要一點陽光。多曬太陽，但不要曬傷。

「適當的陽光照射是另一個經常被忽略，
但對健康有益的因素。」

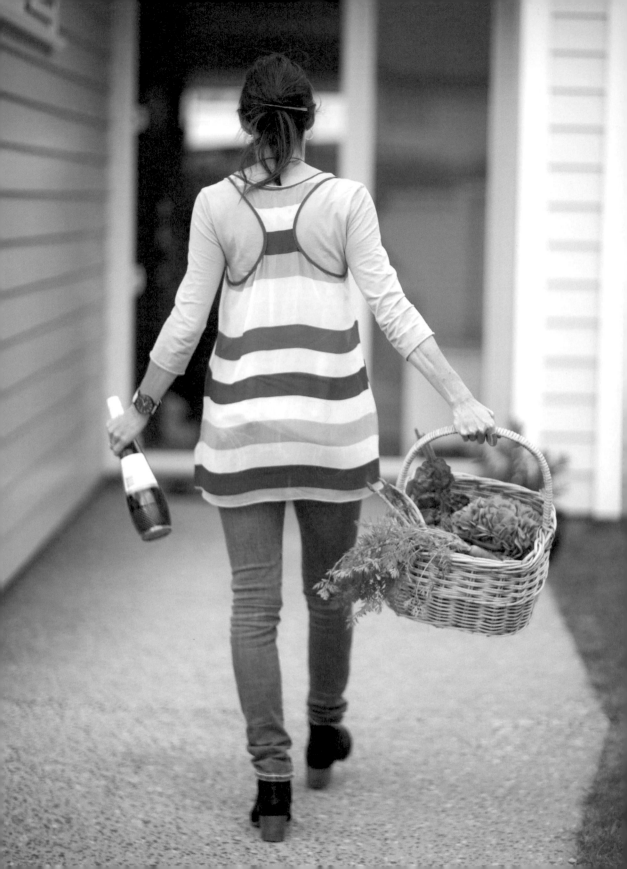

事前準備

這是全食物新生活的開始。一個新的開始將與清除舊有的生活模式並行，這其中可能包括一些不良的習慣和食物。一旦你掌握了安排有序的概念 ——不僅僅是一周，而是一周又一周——舊習慣將日漸消失，新生活則日益光采。

清貨和補貨

接受廚房「冰箱滿滿、儲藏櫃淨空」的概念，你的全新全食物LCHF生活先從清貨開始。在你的眼中，包裝食品已屬於高碳水化合物、高糖且沒有營養，在你家已無容身之處，勢必要淨空，你可以選擇丟棄或轉送。不僅是看不到而已（如放在儲藏室），而是徹底消失。你的新廚房將圍繞「冰箱滿滿、儲藏櫃淨空」的概念。一些必需品還是必要的，但只限於右側圖片的食品。

冰箱滿滿

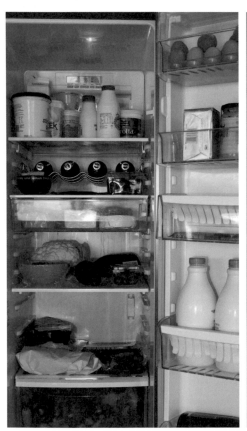

儲藏櫃淨空

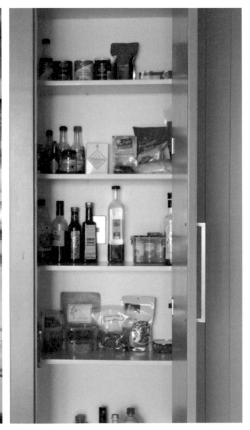

冰箱必備品

蔬菜

選擇各種不同顏色的時令蔬菜。

- 綠色蔬菜：綠花椰菜、羽衣甘藍、菠菜、豆瓣菜、茼蒿菜、芹菜、青豆、蔥、茄子、抱子甘藍、蘆筍、西葫蘆、酪梨、白菜和其它亞洲蔬菜
- 橘色／紅色蔬菜：甜椒、胡蘿蔔
- 白色蔬菜：白花椰菜、蘑菇、球莖茴香

乳製品

- 起司（任何種類，除了「人工」和過度加工之外）
- 全脂牛奶、原味無糖希臘優格、奶油、鮮奶油、酸奶油

肉類和其它蛋白質

- 牛肉、羊肉、雞肉、豬肉、牛尾、鹿肉、肝、腎臟
- 魚類和海鮮
- 雞蛋

調味品

- 芥末、義大利青醬、酸黃瓜醬、美乃滋、蛋黃醬、咖哩膏（一定要檢查醬料標籤以確保低糖，或者自己動手做更好）

冰庫必備品

- 混合莓果
- 牛肉、雞肉、羊肉、魚、內臟肉、大蝦、冷凍混合海鮮
- 蔬菜
- 預留一些空間給自製冷凍食品

儲藏櫃必備品

香草和香料

- 鹽（含碘岩鹽和一般鹽）、胡椒粉、各種香草和香料（如薑黃、孜然粉、辣椒粉、香菜、肉荳蔻、咖哩粉、肉桂、五香粉）、大蒜、薑

罐頭食品

- 鮭魚、鮪魚、沙丁魚（選擇浸泡於橄欖油或鹽水中）、整顆或切丁蕃茄、椰奶／椰漿
- 清除罐頭義大利麵和拌炒醬料、水果罐頭、奶油米飯、烤豆，以及各種包裝食品、如麵包、麵食、米類、北非小米（couscous）、米麵（orzo）等

調味品

準備各式各樣的好油。這可能是昂貴的一步，但可以用很久，因為它們可以交替使用。

- 橄欖油、酪梨和其它調味油、椰子油、巴薩米可醋（balsamic vinegar）、塔巴斯科辣椒醬（Tabasco sauce）、烏斯特黑醋醬（Worcestershire sauce）、醬油、蠔油、無麩質日式醬油（tamari sauce）、高湯塊（立方體或液體）
- 去除加工過的種子油，如芥花油、葵花油、大豆油和米糠油，以及甜辣醬和蕃茄醬等含糖調味料

堅果和種子類

- 生杏仁、腰果、巴西堅果、核桃、松子、澳洲堅果、南瓜籽、葵花籽、奇亞籽、亞麻籽；堅果醬如花生醬（無糖）、杏仁醬或腰果醬
- 去除餅乾、燕麥堅果棒、早餐穀物脆片、燕麥

烘烤和點心用品

- 杏仁粉、椰子粉、黑巧克力（70% 可可或以上）、小蘇打、烘焙粉、木糖醇／甜菊

雜項

- 椰子或椰子絲、洋車前子纖維粉

蔬菜

- 洋蔥、蔥、少量地瓜、馬鈴薯、甜菜根、南瓜、歐洲防風草

其它

- 儲存容器。便於將蔬菜儲存於冰箱，以保持新鮮和延長保存時間。

膳食計畫

我的第一個持續進行 LCHF 生活的秘訣就是讓一切簡單化。想知道我是怎麼做到的嗎？相信我這非常簡單，按步就班就行！

採購通常被歸類為繁瑣疲憊的體驗。記得我如何讓 LCHF 持之以恆的秘訣嗎？沒錯，就是簡化你在超市、蔬菜店或肉舖購買的過程。列出購物清單是讓購物經驗更順暢的正解，但我希望你能夠更進一步：花一些時間和心思計畫膳食，然後列出你的採買清單。

一旦養成這樣的習慣，你就會享受到 LCHF 生活的許多好處，包括：

· 購物經驗比較輕鬆；

· 每周採買的支出變少；

· 比較不會亂買東西；

· 節省時間和油錢在臨時的購物行程；

· 省錢又健康，不會以外賣或速食包裝食品裹腹；

· 減少「包裝」的浪費，更環保。

每週菜單要有彈性，以符合現實生活。例如，利用優惠活動；如果你計畫用茄子做烤寬麵條，但茄子太貴而葫蘆瓜正在特價，這時請購買葫蘆瓜。購買外賣餐時，思考如何讓它成為適合 LCHF 的餐點（例如，泰國或印度的外賣可搭配冰箱裡的自製花椰菜飯），或者晚上外出用餐（可參考第 83 頁的「外出用餐指南」）。你也可以讓家人（或室友）參與膳食計畫的過程，讓準備與品嘗過程更有趣。你可以使用類似以下的計畫來列出清單。

沒有什麼比吃自己栽種的香草蔬果更令人心滿意足了。

一周膳食計畫

	早餐	午餐	晚餐
星期一	綠舒果昔	星期日剩下的烤肉	烤雞 配花椰菜起司和綠色蔬菜
星期二	綠舒果昔	雞肉沙拉	烤鮭魚 配清炒綠花椰菜和白菜
星期三	水果、優格、格蘭諾拉麥片	罐頭鮭魚沙拉	牛肉和肝臟肉丸配蔬菜
星期四	水果、優格、格蘭諾拉麥片	昨日剩下的肉丸配沙拉	煙燻鮭魚配沙拉
星期五	水果、優格、格蘭諾拉麥片	昨日剩下的鮭魚配沙拉	泰式外帶餐 配白花椰菜飯
星期六	培根、雞蛋、蔬菜	鮪魚沙拉	和朋友共進晚餐 脆皮五花肉配炒蔬菜
星期日	培根、雞蛋、蔬菜	雞肉沙拉	烤羊肉配蔬菜
點心	葡萄乾、混合堅果、肉乾、椰肉、水煮雞蛋、切碎蔬菜		

採購清單

- **肉類**：大塊雞肉、牛肉、培根、肝臟、五花肉、羊肉、新鮮和煙燻鮭魚、鮪魚
- **水果**：莓果（新鮮和冷凍）、奇異果
- **蔬菜**：花椰菜、菠菜、蕃茄、黃瓜、甜椒、花椰菜、白菜
- **其它**：椰子、堅果、雞蛋、優格

採購和儲放

每周至少固定採買一次，並且試著在不趕時間的情況下做到這一點。在超市購物常常讓人大失所望，因為貨架上有 90％的產品都是經過包裝和加工的。更重要的是，愈是便宜和愈「不健康」的產品總是擺在顯眼之處吸引你。如果與年幼的孩子一起購物，這可能還會帶來更多的誘惑和上演更多「不可以買」的危險戲碼。

在當地的蔬果店和肉舖採買可以讓你更輕鬆（也更便宜），而且你在這兩種商店幾乎可以買到所有需要的食物。不易腐敗的商品仍然得在超市購買，或是考慮線上訂購。如果你覺得在不同的地方購物很麻煩而只想跑一趟時，你可以堅持只逛超市內外圈而不要受到誘惑走入中間通道。你或許需要購買罐頭食品，例如罐裝魚類和椰奶，但除非已列入清單，否則不要隨意偏離進入「險境」。記住！要身體力行。

現在，你可能會認為，採買完就可以將食品放入冰箱和食品儲藏室，並馬上進行下一步，但還沒那麼快！這個「簡化」過程的另一部分是花一些時間組織你的冰箱。這時你就要拿出之前我提及的廚房必需品儲存容器。

清洗蔬菜並放入儲存容器中，包括綠葉蔬菜或菠菜（將其從包裝內取出）。儲存白花椰菜和綠花椰菜之前先切成小花。如果你願意花點時間處理這些蔬菜，他們可以多保持 2 至 3 天的新鮮度，再加上你可以在打開冰箱時，享受「一切就序」的感覺。相信我，你一定會因為冰箱井然有序而感到自豪。你的食物看起來也會更美味，而且當你打開冰箱時，你很快就能找到想要的食材。減少食物浪費也是節省荷包的好方法。

哪些要？哪些不要？

接下來，我將介紹哪些食物要保留和刪除，以及哪些食物偶爾需要。

我喜歡用這個方法快速套用清單：

需要的食物	偶爾需要的食物	不需要的食物
要	或許	不要

　　所有項目是按照字母順序排列，無關效益。每類食品和飲料都列出其各別的分量，其次是碳水化合物含量。灰色地帶肯定是有的，這很正常，可能多少讓你感到疑惑，然而這些都取決於個人的碳水化合物限制量和目標進展。雖然列表不甚完美，但很詳盡，對新手而言，它是一個很好的指南。

我應該吃什麼？要

- 加工最少，來自全食物的優質碳水化合物，例如蔬菜（大量非澱粉類）、水果、乳製品和偶爾豆類。

- 來自加工最少的肉類、魚、雞肉、雞蛋、乳製品、堅果和種子類的蛋白質。

- 來自加工最少的植物和動物來源的脂肪，包括酪梨、橄欖油、堅果、多脂魚類、乳製品、椰子製品和帶油花／皮等的肉類和奶油。

我要留意哪些食物？或許

- 加工肉類和起司。

- 天然或人工甜味劑的食品和飲料，以及包裝的「低碳水化合物」能量棒。

- 豆類、大量的澱粉蔬菜和高糖水果

我不應該吃什麼？不要

- 精製和加工含糖的垃圾食品。

- 精製、缺乏營養，富含碳水化合物的包裝食品，其中包括大多數穀物，如麵包、玉米穀物脆片、麵食、米類、燕麥纖果棒和餅乾。

蔬菜（1 份＝ ½ 杯或如文註明）

要	或許	不要
非澱粉類，新鮮或冷凍	**澱粉類，新鮮或冷凍**	任何經過加工油脂高溫炸過的蔬菜
苜蓿芽鮮（0.1 公克）	整根玉米／煮熟（1小根或 ½ 杯玉米粒＝4.8 公克）	
洋薊心／煮熟（1.1 公克）	地瓜／煮熟（13.7 公克）	
蘆筍／煮熟（1.6 公克）	南瓜／煮熟（9.9 公克）	
酪梨（0.6 公克）	歐洲防風草／煮熟（9.7 公克）	
青豆／煮熟（1.9 公克）	馬鈴薯／煮熟（10.8 公克）	
甜菜根／煮熟（5.6公克）	長型南瓜／煮熟（20.0 公克）	
綠花椰菜／煮熟（0.1 公克）	芋頭／煮熟（18.7 公克）	
球芽甘藍／煮熟（1.0 公克）	山藥／煮熟（19.5 公克）	
白菜／煮熟（0.4 公克）		
冬南瓜／煮熟（7.0 公克）		
甘藍菜／煮熟（1.1 公克）		
紅甜椒／新鮮（3.2 公克）		
青椒／新鮮（1.2 公克）		
胡蘿蔔／新鮮（2.3 公克）		
白花椰菜／煮熟（1.8 公克）		
芹菜煮熟（1.6 公克）		
大白菜／煮熟（0.8 公克）		
葫蘆瓜／煮熟（1.0 公克）		
芹菜／新鮮（1.8 公克）		
細香蔥／新鮮（0.7 公克）		
小黃瓜／新鮮（1.3 公克）		
茄子／煮熟（1.1 公克）		
菊苣／新鮮（1.3 公克）		
茴香／新鮮（0.6 公克）		
大蒜（1 顆＝0.5 公克）		

要	或許	不要
香草和香料　微量		
甘藍／煮熟（3.0 公克）		
大頭菜／新鮮（2.8 公克）		
蒜苗／煮熟（3.2 公克）		
萵苣／新鮮（0.4 公克）		
蘑菇／新鮮（0.1 公克）		
秋葵／新鮮（1.2 公克）		
橄欖（1.3 公克）		
洋蔥／煮熟（3.0 公克）		
豌豆／煮熟（5.9 公克）		
小蘿蔔／新鮮（1.6 公克）		
菾蓬菜／煮熟（2.4 公克）		
菠菜／煮熟（1.3 公克）		
青蔥一根／新鮮（1.5 公克）		
豌豆夾／新鮮（7.1 公克）		
蕃茄／新鮮（2.6 公克）		
蕪菁／煮熟（1.4 公克）		
西洋菜／新鮮（0.04 公克）		
菊苣根1朵／新鮮（2.1 公克）		

上表及下列表格中，括弧內的數字顯示每份所含的碳水化合物公克數。

水果（1 份＝中等大小或如文註明）

要	或許	不要
蘋果（13.0 公克）	香蕉（31公克）	任何包裹糖或經過加工油脂高溫炸過的水果（如太妃糖蘋果、油炸香蕉）
杏桃／新鮮（4.6公克）	浸泡果汁的水果罐頭，例如 ½ 杯罐頭桃子（9.6 公克）	
酪梨半顆（0.5公克）		未瀝乾果汁的罐裝水果 ½ 杯（12.4公克）
綜合莓果（冷凍或新鮮）½ 杯（4.5公克）		瀝乾糖漿的罐裝水果½ 杯（13公克）
櫻桃／新鮮 ½ 杯（10.5公克）		未瀝乾糖漿的罐裝水果 ½ 杯（28.9公克）
椰子／新鮮 ½ 杯（1.7公克）		綜合水果乾 ½ 杯（59公克）
斐齊果（1.7公克）		
無花果／新鮮（4.8公克）		
葡萄 ½ 杯（13.2公克）		
葡萄柚（11.8公克）		
奇異果（8.0公克）		
檸檬1小顆（10.0公克）		
萊姆1小顆（9.0公克）		
柑橘（8.5公克）		
芒果 ½ 杯（12.9公克）		
哈密瓜 ½ 杯（4.4公克）		
油桃（11.2公克）		
柳橙（11.0公克）		
木瓜（5.1公克）		
桃子（9公克）		
西洋梨（19公克）		
鳳梨 ½ 杯（9.3公克）		
梅子（6公克）		
石榴果汁 ½ 杯（15.1公克）		
樹蕃茄（2.3公克）		
西瓜1片（10.9公克）		

動物蛋白質

要	或許	不要
雞蛋 魚：所有種類 來自各種肉類的優質培根和香腸（無麩質或乳糖填料） 內臟：肝臟、腎臟、心 家禽：任何雞、鴨、野雞、火雞切塊（保留骨頭做高湯） 紅肉：所有類型，任何切塊牛肉、羊肉、豬肉、火腿、鹿肉、小牛肉、山羊肉 海鮮：貽貝、蝦、小龍蝦、扇貝、鮑魚、綜合海鮮	碎肉：冷凍、碎魚片、魚排 醃製／浸漬／煙燻肉類和魚 加工肉品：培根、義大利臘腸／義大利香腸、西班牙辣味小香腸、火腿、香腸	高度加工、油炸肉類（例如小雞塊、罐裝香料火腿肉）

乳製品（1 份 = ½ 杯或如文註明）

要	或許	不要
奶油（微量） 起司／任何類型（微量） 鮮奶油（3.5 公克） 法式酸奶油（3.1 公克） 全脂牛奶／生*（5.7 公克） 酸奶油（3.3 公克） 原味全脂無糖優格（3 - 8 公克）	加工起司（微量） 原味低脂無糖優格（5.3 公克） 低脂水果優格（4.7 公克）	調味乳（12.3公克） 冰淇淋（21 - 26 公克） 冷凍優格（18 公克） 水果／原味、低脂、甜味優格（11 - 17公克）

注意，如果你懷孕了，一般建議避免攝取未加熱殺菌（生）的牛奶。

非乳製品（1 份＝ ½ 杯或如文註明）

要	或許	不要
椰漿（3-5公克） 椰奶（1-3公克） 無糖杏仁奶（0.4 公克）	羊奶（5.4公克） 米漿（5.5 公克） 豆漿（4.7 公克）	奶精1茶匙（1公克）

非乳製品奶精可能是低碳水化合物，但它是由許多加工和不健康的非食品成分組成。

堅果、種子和豆類（1 份＝ ½ 杯或如文註明）

要	或許	不要
杏仁／新鮮（5.0 公克） 巴西堅果／新鮮（2.9 公克） 利馬豆／新鮮（1.4 公克） 腰果／新鮮（13.0 公克） 奇亞籽1湯匙（6 公克） 亞麻籽1湯匙（0.5 公克） 夏威夷果仁／新鮮（3.2 公克） 綠豆芽／新鮮（3.2 公克） 堅果醬1湯匙（0.5－4 公克） 山核桃／新鮮（11.0 公克） 松子／新鮮（10.6 公克） 開心果／新鮮（8.9 公克） 南瓜籽1 湯匙（1.6 公克） 芝麻1 茶匙（0.7 公克） 葵花籽1 湯匙（0.6 公克） 核桃／新鮮（2.3 公克）	黑豆／煮熟（13.4公克） 毛豆／煮熟（7.5 公克） 菜豆／煮熟（13.7 公克） 腰豆／煮熟（13.1 公克） 扁豆／煮熟（10－13 公克） 花生（6.2 公克） 豆腐／煮熟（0.7公克）	種子類加工植物油： 葵花油、葡萄籽油、紅花油、芝麻油 紅豆／煮熟（24.5 公克） 鷹嘴豆／煮熟（23.3 公克） 珍珠大麥／煮熟（20.7 公克） 馬豆／煮熟（21.6 公克）

豆科植物的碳水化合物含量差異很大；有些含量很高，所以要慎選。

脂肪和油脂

要	或許	不要
酪梨油 奶油 椰子油 鵝油 豬油 澳洲堅果油／其它堅果油 橄欖油	大麻籽油 花生油 芝麻油	高度加工植物油： 芥花油、葵花油、玄米油、大豆油、玉米油、葡萄籽油、紅花油、棕櫚油（環境因素）、人造奶油

上列食物的碳水化合物量極少，甚至於無，因此沒有數值。

飲品（1 份＝ 200 毫升或 1 小杯）

要	或許	不要
冷淬咖啡（0.8 公克） 茶（0 公克） 水／不含汽泡或汽泡水（0 公克）	減肥飲料（0公克） 減肥汽水（0公克）	濃縮果汁、糖漿2湯匙（17.5 公克） 能量飲品（21.4 公克） 調味奶（19.7 公克） 果汁（16－23 公克） 軟性飲料（22.5 公克）

酒類（1 份＝ ½ 杯或如文註明）

要	或許	不要
紅／白酒1杯／100毫升（0－2.6 公克） 烈酒（威士忌、伏特加、朗姆）30毫升（0 公克）	啤酒 340毫升1瓶（10－15 公克） 蘋果酒330 毫升1瓶（8.3 公克）	

記住，酒精是一種毒素，一種空熱量來源，整體要保持在低攝取量。

調味料、醬料和沙拉醬（1 份＝ 1 湯匙或如文註明）

要	或許	不要
橄欖油製成的蒜泥蛋黃醬（1.1 公克） 椰奶／椰漿 ½ 杯（2－3公克） 咖哩醬（1.0 公克） 魚露（0.8 公克） 檸檬／萊姆汁（0.3 公克） 橄欖油製成的低糖美乃滋（0.2－3公克） 黃色芥末醬（1.7 公克） 蠔油（1.2 公克） 青醬（0.7 公克） 優質好油（見上一頁）和醋製成的沙拉醬 醬油／無麩質醬油（1.2 公克） 芝麻醬（0.2 公克） 醋（0.1 公克） 日式芥末／辣根醬（1.7 公克） 伍斯特黑醋醬（3.1 公克）	市面上含糖量高的美乃滋或含加工植物油的蒜泥蛋黃醬（見上一頁） 酸辣醬（6.3 公克） 鷹嘴豆泥（1－3公克） 莎莎醬（1－7 公克） 蕃茄調味料（2－7公克） 市面上蕃茄醬（4 公克）	蜂蜜（16.5公克） 薄荷果凍（10 公克） 義大利麵醬1杯（26 公克） 糖漿（11.4 公克）

雖然許多沙拉醬和醬料的碳水化合物含量都很低（例如藍紋起司、凱撒、鄉村、法式、義大利等），但市售的品項往往是用加工植物油，如芥花油和葵花油製成，因此，你要試著尋找那些只用橄欖油製成的或自製沙拉醬。

糖果（每份如文註明）

要	或許	不要
黑巧克力：可可含量55% 2 格約20 公克（1 - 10 公克） 黑巧克力：可可含量70% 2 格約20 公克（7 - 9 公克） 黑巧克力：可可含量85% 2 格約20 公克（5 - 8 公克） 黑巧克力：可可含量90% 2 格約20 公克（4 - 6 公克）	巧克力：牛奶或其它種類 2 格約20 公克（11 - 15 公克） 無糖口香糖（0 公克）	棒棒糖，例如10顆小軟糖 （10.3 公克） 2條軟糖（40 公克）

糖果糖分含量都很高；採取 LCHF 生活方式的一部分是戒掉「嗜甜」的習慣，因此要限制整體糖的攝取量。

糖精

要	或許	不要
	天然甜味劑：甜菊、Natvia、木糖醇	人工甜味劑： Equal、Sucaryl、Sugromax、Splenda等代糖

所有糖精的碳水化合物量極少，甚至於無，所以沒有數值。

雜項

要	或許	不要
日本蒟蒻麵條（無碳水化合物，由亞洲纖維蔬菜製成）½ 杯（1公克）	低碳蛋白質能量棒1條（4-6公克）留意隱藏的碳水化合物	用高度加工植物油製成的食物

想吃點東西嗎？

在採取 LCHF 飲食後，你對零食的慾望將愈來愈少，因為飽足感的時效更長，兩餐之間的飢餓感不再找上門，但偶爾你還是會發現自己需要來一點食物。

在 LCHF 飲食上吃點心的概念頗有意思的，因為我發現這種飲食方式幾乎可以讓人失去在兩餐之間吃點心的慾望，因為每餐的脂肪和蛋白質含量能讓你飽足。不過，我承認偶爾來點零食也是不錯的。一般的「每日三餐」飲食方式可能不適合每一天，特別是在周末假日，這時你可能更想來一些小點心取代正餐。只要你是從全食物中獲得足夠的營養，那麼要間隔多久和何時進食，主要取決於你的感受和個人情況。例如以下情況：旅行和用餐時沒有「適合 LCHF」的餐點；主餐的脂肪或蛋白質含量不足，導致幾個小時後你感到飢餓；在艱苦鍛鍊後需要補充體力，但還沒有時間吃主餐。請記住，在採取 LCHF 時，你要留意自己體內飢餓訊息的線索，並確保基於需要而進食，而不是因為無聊、習慣或脫水。以下是一些建議的點心選項。

你的零食表單

非主餐時間，你可以吃以下任何「適合 LCHF」的選項。

堅果類

適合各種營養素的多樣堅果類。但要小心「一口接一口、渾然忘我」，它們很容易讓人吃不停，並累積可觀的熱量，所以要注意分量。

雞蛋

為忙碌的一周做好準備。趁周末時間充裕時，你可以水煮一些雞蛋或製作蛋鬆餅備用（見第 110 頁克雷格的食譜），才不會在繁忙的平日亂成一團。

蔬菜

切碎胡蘿蔔、甜椒、白花椰菜、小蘿蔔、芹菜等，沾酪梨醬／鷹嘴豆泥／杏仁醬／奶油起司。

餅乾類

享用第 200 頁克雷格令人驚艷的低碳餅乾，或將黃瓜切圓片作為「餅乾」，上面再搭配起司、鮭魚、酪梨或營養豐富的肝醬餡（第 202 頁）。

隔夜菜

若晚餐是 LCHF 餐點，那麼隔夜菜也是一種很棒的點心（雞腿、香腸、沙拉、蔬菜等），這很簡單吧！

椰子

椰子肉或椰子「彈」（將椰絲混合成糊，倒入模具或冰塊盤中，放置冰箱成型，再存放於櫥櫃中）是增加脂肪但不增加蛋白質的好方法，不過，你可能需要學會如何剖開椰子！

肉乾

生肉乾、肉條和香腸等。這些食物多少都經過加工，所以偶爾吃吃就好。購買時要選擇加工最少的產品。

莓果和優格／鮮奶油

你可以使用任何你喜歡的水果—但莓果類的碳水化合物含量最低且富含最多的營養成分，你可以配原味無糖優格或鮮奶油。

起司

無論是迷你 Babybel、切達起司、鹹味哈羅米起司（halloumi），還是一大塊卡門培爾起司（Camembert），起司都可作為點心。不過，確實要留意分量，因為如果大量食用，起司會使胰島素升高—每次大約只吃火柴盒大小（30公克左右）即可。

外食的技巧

本書包含適合家庭烹飪的美味食譜，但由於我們現在在外用餐的時間變多，所以要先做好準備。LCHF 飲食法在外用餐並不像你想像中的那麼具有挑戰性。大多數地方（除了大型漢堡連鎖店、披薩店和麵包店之外）都有一些高品質「適合 LCHF」的選項。外出用餐勢必會失去一點主控權 —— 你不知道餐廳用什麼油來烹調——別怕！你還有其它選擇。

① 勤做功課

瞭解碳水化合物在食物中的含量。一旦你有這個概念，你會更謹慎並做出最好的選擇。

② 開口要求

記住！你是付錢的顧客。吵鬧的孩子有糖吃，就這麼簡單。對於開口說「不要麵包，謝謝！」或者「米飯可以換成蔬菜嗎？」而感到尷尬的日子已經過去了，你會驚訝於現在的廚師們都很樂意配合。不要害羞，儘管開口！

餐廳／咖啡廳式膳食

無論你選擇吃什麼，無論你身在何處，無論是當地美食、東方美食還是西方美食，你都可以隨時找到自己喜歡的東西。

外出早餐？

儘管點雞蛋、任何形式的蔬菜（如奶油蘑菇、蕃茄、菠菜）、肝、培根和香腸。享用椰子漿或一般奶油製成的蔬果昔。以堅果為主的格蘭諾拉麥片配原味優格和漿果也不錯，但要留意添加的蜂蜜、燕麥和乾果。這時可以要求將土司改為烤蕃茄或菠菜，蜂蜜改為鮮奶油。

外出午餐？

綜合蔬菜沙拉佐橄欖油、奶油濃湯和一般的蛋白質「主餐」（即肉、魚、雞肉、豬肉）配蔬菜或沙拉都很棒。選擇早餐（如上所示）作為午餐也是一個不錯的選擇。注意不要沙拉的麵條和麵包丁；含糖沙拉醬要換成橄欖油和香醋。

外出晚餐？

儘管點蛋白質的主餐配蔬菜或沙拉。我們個人最愛羊腿（卡琳）、五花肉（格蘭特）和鮮魚（克雷格）配蔬菜和／或沙拉。以萵苣取代漢堡麵包；以沙拉或蔬菜取代米飯或馬鈴薯泥；將甜醬換成奶油蘑菇或辣椒醬。

至於甜點，你有三種選擇：一、不要點；二、選擇最好的低碳選項，如沒有餅乾的起司盤；三、應用「每日三餐」原則（參見第 62 頁瞭解詳情）並盡情享受，因為你知道這個機會很珍貴。

處處都有適合的食物

在選擇有限的情況下，記得千萬不要把三餐中的任何一餐以加油站內的垃圾食品，或者是不符標準的烘焙食品充飢，因為這會帶來很大的影響，包括對自己感到失望。不管你身在何處，總有選擇可以讓你保持正軌。

24 小時便利商店或服務站

原味綜合堅果、鮪魚罐頭、水果、水、茶或添加少許全脂牛奶或鮮奶油的無糖咖啡。

注意：避免即食包裝的膳食、麵條或米類，以及蜂蜜口味的烘烤花生。

超市

新鮮蔬菜、水果、原味綜合堅果、鹹肉條／牛肉乾／豬肉乾、無糖天然優格、乳酪、浸漬鹽水或橄欖油的橄欖、罐頭魚類、冷盤肉類。

注意：要留意即食沙拉和即食雞肉熱食，因為它們可能以加工植物油烹調和／或含有含糖美乃滋。

果汁吧

無糖天然優格、椰漿、鮮奶油、蔬果昔；蔬菜汁。

注意：留意只含水果的飲料，因為天然果糖累積起來也很可觀。

麵包店

奶蛋餡餅、水果、茶或添加少許全脂牛奶或鮮奶油的無糖咖啡。

注意：轉頭離麵包店遠一點，到別處尋找優質的食物！

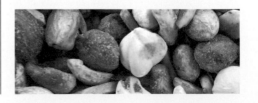

面對速食／外賣時

有兩種主要類型：大型連鎖速食和小型連鎖速食及咖啡館，最好的選擇是完全避開大型連鎖店。大多數傳統連鎖店都使用劣質油烹飪和添加大量的糖，因此很難找到適合 LCHF 的選項。在小型連鎖店中，無論是在小鎮、機場還是在國外，總是有不錯的選擇。

大型連鎖速食

麥當勞、肯德基、漢堡王等

- 低碳水化合物漢堡（無漢堡包），不管是搭配烤雞肉還是牛肉餡；
- 火烤雞肉和沙拉；
- 不加麵包或烤麵包的英式炒蛋；
- 水、茶或添加少許全脂牛奶或鮮奶油的咖啡。

小型連鎖速食

自助沙拉或三明治吧（如 Subway）

- 沙拉選擇：蔬菜（主要為非澱粉類）、蛋白質（肉類、魚、雞肉、雞蛋）和脂肪（酪梨、乳酪）或即食的希臘沙拉；
- 即食雞肉／魚／肉配蔬菜；
- 水果沙拉搭配無糖天然優格；
- 英式炒蛋搭配蔬菜或沙拉。

美式漢堡店

- 有些餐廳提供無漢堡麵包的漢堡，以生菜代替漢堡麵包。

日式餐廳

- 生魚片、海藻沙拉、烤雞肉／牛肉配蔬菜（丼物）、味噌湯；避免麵條和米飯。

外帶提示

可選擇	避免
✓ 全食物	✗ 麵包
✓ 蔬菜	✗ 皮塔餅
✓ 沙拉	✗ 麵餅皮
✓ 水果	✗ 可頌麵包
✓ 肉類	✗ 馬芬蛋糕
✓ 魚	✗ 油酥糕點
✓ 雞	✗ 煎餅
✓ 蛋	✗ 米類
✓ 堅果類	✗ 麵條或以北非小米為主的沙拉
✓ 種子類	
✓ 水	✗ 即食餐點
✓ 茶或添加少許全脂牛奶或鮮奶油的咖啡（無糖）	✗ 油炸類
	✗ 穀物麥片
	✗ 甜點
	✗ 含糖飲料

十大常見的陷阱

無論 LCHF 聽起來多麼簡單或明確，即使最聰明的人也會在某些方面混淆。以下有 10 個最常見的陷阱，如果你沒有獲得真正的進展，或覺得過程中有什麼不對勁，請先閱讀以下這些重點。

❶ 對 LCHF 一知半解

無論我們多麼清楚地說明，有時人們只會聽到他們想聽的內容。關於 LCHF 飲食，有些人只收到一半的信息，你猜是哪一半？沒錯，「吃更多脂肪」的那一半。只提高脂肪的攝取量，卻不減少碳水化合物就產生所謂的高碳高脂飲食，也就是 SAD 典型美國飲食（Standard American Diet），多麼完美的首字母縮寫啊！我們都知道這種飲食對美國人造成的影響，因為他們的肥胖率高居不下，為全世界做了最完美的示範。我在本書中一直傳達這個訊息，並且在此重申：HF（優脂）與 LC（低碳）要並行，增加脂肪的攝取量的同時，你必須減少碳水化合物的攝取量。如果你錯失兩者並行，那結果可能比改變飲食習慣前更糟糕。

❷ 吃肉、吃肉、吃更多的肉

無論是人們誤解 LCHF 是一種高蛋白飲食，還是有些人只是喜歡吃肉，蛋白質攝取過量是一個常見的陷阱。蛋白質在達到一定數量後會轉化為碳水化合物，這是我們要留意總蛋白質攝取量的主要原因，因此我建議蛋白質盡可能平均分散在三餐中，但晚餐的蛋白質分量不要太多（大約手掌大小），通常減少到看起來只是盤子上的一小部分是標準。這只是心理上要克服的一個障礙，因為如果你的盤子裡有足夠的脂肪和蔬菜，你應該會感到飽足而無需再吃蛋白質。

❸ 脂肪不足

不管你對脂肪的接受度如何，你的頭腦還是需要一些時間才能消化。多年來我們被告知脂肪不要吃太多後，這種調整確實需要一定程度的信任。只要同時減少碳水化合物，你就不會產生太大的問題。更多內容請參考第三章〈解開真正的科學之謎〉。脂肪太少可能讓你感到飢餓，所以增加每餐的脂肪量至足以讓你收到飽足感的信號非常重要，這樣才能讓你在主餐之間不會有飢餓感。兩餐之間沒有飢餓感是一個好徵兆，這表示你已攝取足夠的脂肪。事實上「LCHF 的生活方

式讓兩餐之間沒有飢餓感」正是這種飲食具有革命性的面向之一。

④ 鹽分不足

像脂肪一樣，增加鹽的攝取量似乎也有點奇怪，因為多年來倡導的訊息為「低鹽」。但在早期階段（第一周或第二周）彌補因減少碳水化合物而引起的暫時性電解質紊亂非常重要，此時如果未能增加鹽的攝取量，那你在開始時可能會有點「不適」。因此，請牢記我的提示。

⑤ 忽略熱量

LCHF 飲食會促使體內建立更良好的激素交互作用，使你得以利用儲存的脂肪作為燃料，以及更能控制飢餓感。但是，如果你攝取的熱量高於體內消耗的熱量，那麼即使採取 LCHF 也會使體重增加。這種情況似乎很少見，因為你不會感到飢餓，況且在維持低碳水化合物攝取量之下，脂肪攝取量很難超標。不過，如果你始終忽略身體的訊息，吃個不停，那你的體重不增也難。一個很好的例子就是所謂的「健康」甜食。顯然，以這些甜食取代傳統含糖的食品，雖然碳水化合物含量較低，但這些「甜點」仍然是額外的食物（和卡路里）。甜點就是一種甜食，無論是用糖還是天然甜味劑製成，在平時都應該有所節制。

⑥ 「一口接一口」停不了

我已經提過好幾次，但堅果實在太容易讓人停不下來，所以值得一再重複。雖然堅果是一種很好的零食，不過由於其優質的脂肪和蛋白質，你要留意吃的分量。堅果的總熱量非常高，透過「一口接一口」，你很容易就會吃下比身體所需更多的卡路里。雖然沒有確切的規定數字，且每個人的需求不同，但一般來說，每天不要超過半杯。

⑦ 閉口不言

外出用餐時，人們經常忘記或不好意思要求將高碳水化合物食物從他們的餐點中刪除或更換。當這些食物出現在盤子上是很誘人的，你能做的就是依靠你的意志力。這時「意志力」很容易變成「無力」——你放棄了，吃了那些食物，然後再自責。與其這樣，不如一開始將它們排除：如果食物不在你的盤子裡，你就沒機會吃下它們。因此，下次當你點餐時，如果有明顯的「高碳」食物，請記得表明不要或要求更換，最好是以蔬菜或沙拉取代。你不是一個麻煩，你只是要照顧好自己。此外，就像所有的事情一樣，一回生二回熟，只要開口嘗試過，下一次就容易多了。

⑧ 偽食物

糖常以不同的術語隱藏在食品標籤內。LCHF 飲食的一個好處是理解食物標籤不再是一個大問題，因為你吃的是全食物。但是，你還是需要留意潛藏在其它地方的碳水化合物。身處在即食包裝食品環境下，意味著我們貨架上的一些特殊商品（如來自美國的「低碳」能量棒）的碳水化合物可能不如它們標示的那麼低。大多數這種混淆主要是因為各國的標籤法不同，有些是「總碳水化合物」，有些則是「淨碳水化合物」。淨碳水化合物是已知的總碳水化合物含量減去產品的纖維含量和糖醇（甜味劑）含量後所剩餘的碳水化合物含量，之所以有這種計算法是因為這些化合物被認為是「非衝擊性」的碳水化合物。

糖醇（稱為「多元醇」）如山梨糖醇、木糖醇、麥芽糖醇、甘露糖醇等，技術上也算是碳水化合物，但我們並不會完全吸收。這聽起來似乎不錯，不過，實際上這些化合物也具有升糖指數，進而導致血糖升高。你知道血糖升高的後果嗎？沒錯，胰島素也會上升。儘管這些被歸類為「非衝擊性」碳水化合物，但它們對身體的影響類似於碳水化合物。

甘油也是一種多元醇，可作為包裝食品中的甜味劑。儘管宣稱它不會造成血糖升高，但它可能會影響一些胰島素阻抗的個體，所以在此我們仍抱持懷疑的看法。

聚葡萄糖是另一種碳水化合物，可作為低卡路里包裝食品中的填充劑，據稱對血糖影響不大，但仍被歸類為碳水化合物。

所以，如果一個「低碳水化合物」能量棒標記含有 5 公克總碳水化合物，但是又列出 6 公克纖維，外加 8 公克聚葡萄糖、7 公克麥芽糖醇和 8 公克甘油，實際上這加起來的總碳水化合物高達 34 公克，這真的讓人眼花撩亂。由於一些取巧的市場行銷和標籤，「低碳」能量棒已成為許多人的流行點心，但現在你知道了吧！最好別碰它們。

牢記：

1. 計算總碳水化合物
2. 簡單化：選擇全食物。

⑨ 不切實際

設定不切實際的目標往往讓人大失所望，減肥就是一個很好的例子。我不斷看到客戶設定不切實際的減重目標，如多年來沒有達到過的體重，甚至是成人後就不曾有過的體重。我還看過客戶設定合理的減肥目標，但時限短得不合理。有些則是在執行方法上不切實際，無法長期持續。有些人常常高估他們在短期內能夠達到的成

效，低估長期累積的結果。許多事情會隨著年齡、階段和環境產生變化，成功來自於那些腳踏實地和耐心的人。對某些人來說，結果很容易達到，但有些人可能需要更長的時間，特別是節食後容易復胖的人。耐心和毅力不僅會讓你達成目標，而且還會讓你持之以恆。長期可持續的減重才是最終的目標，而 LCHF 飲食可將這個目標化為可能。

⑩ 忽略直覺

改變飲食的過程意味著你要瞭解你的身體，並且傾聽它的訊息。仔細觀察可吃什麼和不吃什麼的線索；什麼時候要吃，什麼時候不吃。學習認識跡象：如果你無法耐受某種食物，那就不要吃，並找出替代的食物以獲取營養。你比任何人都瞭解自己的身體，所以讓自己多嘗試，找出哪些食物適合你和哪些不適合你（如果有的話）。如果你不確定，可以諮詢營養專家的建議。餓的時候才進食，儘管你可能會發現你的食慾比起之前尚未開始 LCHF 時有所不同。對於一些人來說，LCHF 飲食有助於間歇性斷食（有執行的話）。雖然我不常開間歇性斷食的「處方」，但如果你不餓，那麼就不要吃東西。只要你獲得所需的營養，並達到你的目標，那麼偶爾少吃幾餐並不是問題。傾聽你的身體，跟隨它的需求。

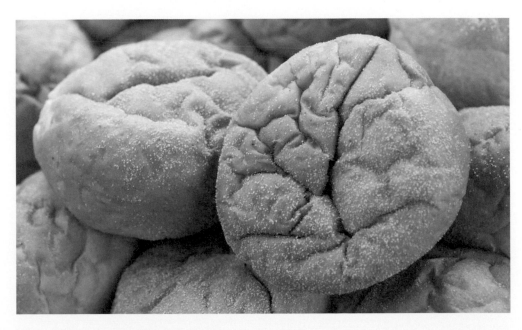

關於酒精又該注意什麼？

我先說明，酒精可以融入 LCHF 的健康生活，但要留意細節。

酒精，特別是紅酒可以預防心臟病的想法可能有些道理，但酒精確實也會對人體造成傷害，即使只是少量。因此，在心血管健康的情況下，乍看之下可能無傷大雅，但也有弊大於利的風險。酒精是空熱量的來源，在營養方面幾乎是零，而且也會影響睡眠品質。而在邁向健康樂活之道時，良好的睡眠非常重要。

當然，這不全然是一件壞事。酒精可以讓人放鬆，是一種社交潤滑劑。對於許多人來說，酒是人生中的樂事和重要的一部分。我們會與家人或朋友來一杯或兩杯葡萄酒，放鬆地閒話家常，進而減輕壓力，這方面的好處不該被忽略。不過，如果你從不喝酒，我就不會提倡喝酒，如果你平日會淺酌以增加生活情趣，那我也不會要你戒酒，但我會鼓勵你每周至少有三、四天不要喝酒。

在最初的脂肪適應過程中，我建議一到兩周不要喝酒，直到你的身體進入新的脂肪燃燒狀態後，再慢慢開始啜飲，並達成你的目標，這時你也許會注意到你對酒精的耐受力下降，所以要特別留意。

當然，酒精的種類很多，我們來深入瞭解一下：

烈酒：烈酒與含糖飲料混合的調酒是碳水化合物含量最高的飲品，要避免這些酒類，並且用蘇打水（和現榨的柳橙汁或檸檬汁）代替含糖飲料。

啤酒：含有來自發芽穀物發酵所殘留的麥芽糖碳水化合物。低碳水化合物啤酒的碳水化合物含量較低，偶爾一次的話是不錯的選項，但不要認為其碳水化合物含量低就可以猛喝。低碳水化合物啤酒未必都是低酒精濃度，而酒精可能含有大量的卡路里。啤酒中的酒精和碳水化

合物含量可能差異很大，所以購買前你要先做好功課和閱讀標籤！

葡萄酒：根據定義，葡萄酒大多是發酵葡萄汁，是在水果中添加酵母發酵製成此過程中，糖被轉化為乙醇。甜葡萄酒的發酵過程會在所有糖變成乙醇之前停止，因此它們具有比不甜葡萄酒更高的碳水化合物含量。雖然不甜的葡萄酒其碳水化合物含量相對較低，但仍然具有不低的酒精和卡路里。

利口酒：碳水化合物含量可能很高，每種品項之間的差異很大，所以不要經常啜飲。

流行飲品的碳水化合物含量

檢視各種常見酒精飲品的碳水化合物含量

紅酒	白酒（甜）	白酒（不甜）	香檳	啤酒
1杯 100毫升	1杯 100毫升	1杯 100毫升	1杯 100毫升	1瓶 340毫升
0公克 碳水化合物	2.6公克 碳水化合物	0.5公克 碳水化合物	1.3公克 碳水化合物	10-15公克 碳水化合物

低碳啤酒	水果酒	烈酒	調酒	利口酒
1瓶 340毫升	1瓶 330毫升	30毫升	30毫升	30毫升
3-7公克 碳水化合物	8.3公克 碳水化合物	0公克 碳水化合物	22.9公克 碳水化合物	3-17公克 碳水化合物

雖然酒精通常不含大量碳水化合物，但它仍然有熱量，每公克約 7 大卡。啤酒無論是一般啤酒還是低碳水化合物啤酒，酒精含量通常約為 4-5％，而葡萄酒含量約為 12-15％。來自任何水果發酵的水果酒，酒精含量往往介於 4-9％；而烈酒的酒精含量差異也很大（15-98％）。

油脂教授	全食物營養師	米其林廚師
我會喝一些低碳水化合物啤酒，而且還滿常喝的，尤其是當我在紐西蘭科羅曼德的 Tairua 海濱別墅時，夏天比冬天更常喝。另外我也非常喜歡葡萄酒，特別是來自紐西蘭馬爾堡地區的 Sauvignon Blanc，對我來說是世界上最好的葡萄酒。	我算是「淺酌」派，每周飲酒的次數平均少於兩次。一年中大部分時間都是如此，暑假則不在此限。我會在紐西蘭北部美麗的朗格斯海灘避暑，這是我最放鬆的地方，我每天會和友人一起吃喝、釣魚、潛水、跑步、騎自行車、玩耍和唱歌，悠閒度過一整天。我喜歡別具風味的水果酒、G & T、古巴雞尾酒和紅酒，目前最喜歡 BBC（Big Buttery Chardonnay）。	葡萄酒或啤酒與美食搭配相得益彰，它讓人有機會坐下來仔細品嘗，並創造美好的交談氛圍。晶瑩剔透的玻璃杯配上白葡萄酒、清淡的肉類和魚類，或是寶石般的紅和更道地的餐點，將食物提升到更高的層次。如果你花大把心思準備了滋養和美味的食物後，那你更應該好好放鬆，享受你選擇的飲料（最好不是蘭姆酒和可樂）。我相信，一餐飯配一杯酒是不太可能打亂你的一天的。

底線：酒精是空熱量的來源。你要找到平衡點，讓你在達成目標的同時盡情享受，無論它們是什麼飲品。

問答篇

在本書的第一章，我盡可能提供有關 LCHF 生活形態的實用資訊，不過當你瞭解得愈多，並且應用於自己的生活愈多，你遇到的問題肯定也就愈多。以下是我最常收到的問題。

Q LCHF 會讓人厭煩嗎？

LCHF 飲食可以吃的食物種類繁多。有了後續眾多食譜和提示，你要做的就只是一些基本功和一系列的菜單計畫。你可以花點巧思混合搭配，而不是日復一日吃相同的食物。因此，我們在每餐類別中提供一些選項：早餐、午餐和晚餐。透過嘗試新的口味和組合，你應該不會感到厭倦。此外，脂肪會使食物的味道更好，重點是 LCHF 飲食簡單、多樣又美味。

Q 孩子可以採取 LCHF 嗎？

這非常好。LCHF 不一定是關於減肥，但肯定有助於健康，因此它適合每個人。我們建議將之作為全家人的飲食，沒有必要為不同的成員另外準備膳食，因為 LCHF 可為兒童和成年人提供所有必需的營養素。記住，這不是無碳水化合物飲食，而是相較於傳統的主流營養指南（目前正在修訂），它是一種低碳水化合物飲食。每個人的碳水化合物需求都不同，你可以選擇最高或最低的限制範圍，這完全取決於你的目標以及身體的反應。

Q 我要忍耐飢餓嗎？

透過每餐的脂肪和蛋白質，LCHF 的美妙之處就在於它可提供飽腹感，依照此方式進食，人們通常不會感到飢餓。隨著膳食脂肪的增加，以及飽足感的訊號沒有受到任何干擾，你基本不會感受到飢餓，一日只需要三餐，而且在兩餐之間不會想吃零食。如果在主餐後的數小時感覺到餓，這表示你的脂肪（或蛋白質）攝取量不足。根據個人目標，有些人仍然需要一些點心，所以我們提供了不少好點子（請參閱第 82 頁）。

Q 素食者可以採取 LCHF 嗎？

當然可以。你選擇的碳水化合物水平取決於你的素食形態。例如，如果你吃雞蛋、魚或乳製品，那麼你不需要從植物來源獲得所有的蛋白質，如豆類（天然碳水化合物含量較高）。如果你不吃任何雞蛋、魚或乳製品，那你則需要從植物性食品中獲取所有的蛋白質，因此你可能需要較高的碳水化合物含量才能滿足身體所需，以免產生蛋白質攝取量不足的風險。

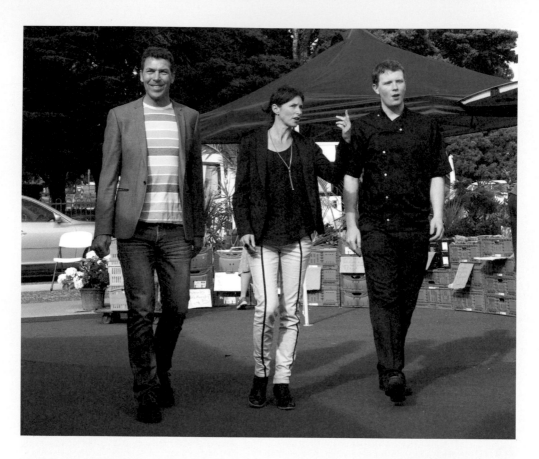

Q 孕婦可以採取 LCHF 嗎？

當然可以。不過，我建議採取低碳水化合物最寬鬆的限制，並且以全食物理念為主。胰島素阻抗是懷孕婦女常見的現象，而超重或肥胖女性在妊娠期間更容易產生胰島素阻抗，罹患妊娠糖尿病的風險也會提高。基於這個原因，孕婦控制碳水化合物的攝取量就更加重要。記住，碳水化合物或葡萄糖不是必需營養素，意味著身體可以滿足自己和胎兒的需求，因此採取 LCHF 的方式不會傷害寶寶。

不過，我不建議在懷孕期間進入生酮狀態，雖然我不認為這有害（在我們的祖先時代，懷孕期間進入生酮狀態是常見的），但因為其限制嚴格，包括蔬菜類，所以很容易不小心造成某些必需營養素攝取不足。此外，我總是建議從全食物中獲取營養而不是靠營養補充品。全食物可提供其它有益的營養素，如纖維和預防疾病的天然抗氧化劑和植物化學物質，這些可不是藥丸或藥劑所能提供的。

Q 我可以喝減肥軟性飲料嗎？

毫無疑問，減肥軟性飲料比全糖種類飲料好。但是，它們含有人工甜味劑，仍然是屬於合成的，對身體並非有益。如果你現在常喝全糖軟性飲料，那麼我建議你先將它們換成減肥軟性飲料一段時間，最後慢慢戒除，用水或蘇打水加新鮮檸檬汁或萊姆汁等無糖飲料來取代它們。使用人工甜味劑就像海洛因成癮者會使用美沙酮戒毒，只是幫助你擺脫糖的過渡工具！最終目標是改變對「甜」的味覺，讓你不再是嗜甜的奴隸。

Q 我不能吃乳製品怎麼辦？

如果你不能耐受乳製品，那麼從其它食物來源獲得足夠的蛋白質和鈣就很重要，例如堅果植物奶（如杏仁奶）、罐裝魚（魚骨搗碎）以及大量的蔬菜、堅果和種子。至於是否需要礦物質補充品，這完全取決於個人的情況。

Q 紅肉吃太多，會罹患心臟病？

紅肉和心臟病之間沒有因果關係。紅肉是蛋白質和微量營養素的絕佳來源，特別是鐵和鋅。我總是建議每天要攝取多樣的蛋白質，包括魚、雞肉、豬肉和雞蛋，以確保從所有蛋白質食物中獲得廣泛的營養素。再次重申 LCHF 不提倡吃大量蛋白質，而是在每餐中攝取身體所需的量，數量約為手掌大小。同時應謹慎對待加工肉類，儘管加工後的紅肉和心臟病之間也沒有因果關係，但有證據顯示兩者之間有關聯，防腐劑含量就是其中一個。牢記這一點，加工肉類的攝取量要有所節制。

Q 脂肪可以吃那麼多嗎？

放心，可以的。大多數採用 LCHF 飲食的人在吃太多脂肪之前就會感到飽腹，因為脂肪是一種讓人飽足的營養素。如果你跟隨自己的飽足感訊號進食，除了為身體提供燃料外，你不會想吃東西，因此也很難攝取過多的脂肪。然而，有些人有嚴格的減肥目標，這時監測總熱量和碳水化合物的攝取量就非常重要。在這種情況下，如果沒有監測，人們很可能會吃下目標外的脂肪，畢竟脂肪屬於集中熱量，如果不小心，你很可能攝取超過體內所需的總熱量，而 The Easy Diet Diary 或其它類似的應用程式可以在這方面引導你。

Q 這對我的健康有害嗎？

不會。LCHF 生活形態對短期和長期的健康都有益。攝取優質脂肪和營養豐富的全食物——減少（或消除）缺乏營養的碳水化合物食物——可以促進健康，甚至能緩解或消除健康問題。

Q 去除某種營養素的飲食怎麼可能健康呢？

LCHF 不是排除整個營養素（即碳水化合物），而是著重在選擇含有該營養素的最優質食品。請記住，只有脂肪和蛋白質含有人體無法自行產生的成分，必須依賴飲食提供；而碳水化合物不是一種必需營養素，身體能自由轉換來滿足我們的需求，更何況我們確實有攝取到碳水化合物，例如水果、蔬菜和乳製品。這些食物還可以提供其它有益的營養素，如纖維、維生素和礦物質。

Q 扁豆和豆莢是蛋白質還是碳水化合物？

扁豆和豆莢屬於豆類，它們通常含有這兩種營養素和一點脂肪，其中每種類型都提供不同的營養成分，但一般而言，豆類可提供三分之二的碳水化合物和三分之一的蛋白質，它們仍然是全食物的一部分，只要留意它們比其它蛋白質來源含有更多的碳水化合物。

Q 如何知道有沒有營養不良？

無論你決定吃什麼（高碳水化合物、低脂、素食、蛋奶素或任何其它方式），你需要注意是否獲得足夠的營養，以防止營養不良。透過包括大量和種類繁多的蔬菜與各種食物，如乳製品、肉類（特別是器官內臟）、水果、堅果和種子，你無需擔心營養不良的問題。

Q 會不會吃太多雞蛋了？

雖然每天多吃幾顆雞蛋沒有任何問題，但最好在一天之中變換其它蛋白質來源，以獲取最多的營養成分。例如，如果你早餐吃雞蛋，那麼午餐也可以吃雞蛋，但不妨嘗試不同類型的蛋白質，像是改吃鮭魚以獲得更多的Omega-3 脂肪酸，或昨晚剩餘的牛肉或羊肉，以攝取健康所需的鐵質。

Q 如果我極度渴望甜食呢？

如果這種渴望發生在採取 LCHF 生活形態後的前幾周，那麼我建議你「咬緊牙根撐過去」，盡可能不要淪陷。在此期間，你的身體正經歷戒糖的過程，所以它自然會對甜食產生渴望。你能做的就是克服它，直到糖癮真正消失。不過，如果你已融入 LCHF 的生活，但仍然渴望一些甜食（可能是在某些女性的生理週期），那麼只要它包含在你的「每日三餐」分配中，並且是偶爾的「甜頭」或特殊場合，那就盡情享受吧！但是要記住，這些對碳水化合物上癮的感受和習慣很容易重新找上門（事實上，比你想要擺脫它們更容易），所以要注意，這只

能偶爾為之。根據我的經驗，客戶不喜歡這種渴望甜食的感覺，這往往也是他們採取 LCHF 的動機之一，因為他們知道屈服會導致更多的渴望，這反而促使他們有足夠的動機要遠離甜食，並且以草莓和鮮奶油代替。

Ⓠ LCHF 和舊石器時代飲食一樣嗎？

不一樣，兩者不可混為一談，但是 LCHF 和舊石器時代飲食確實有相同的全食物理念。舊石器時代飲食不一定是低碳水化合物，但如果遵循全食物原則，舊石器時代飲食最後可能會成為低碳水化合物飲食，不過舊石器時代飲食沒有限制水果、蔬菜、蜂蜜和其它天然糖等全食物碳水化合物，而 LCHF 限制的碳水化合物，甚至包括全食物碳水化合物，但限制的程度多寡取決於你的目標（以及碳水化合物限制水平）。一些舊石器時代飲食理念不包括豆類，因為它們含有抗營養素成分（降低人體中某些礦物質可利用性的營養素），並且可能引起部分人的腸道問題。傳統的舊石器時代飲食也不包括乳製品，因為舊石器時代人類不攝取乳製品（除了嬰幼兒喝母乳），並且認為牛奶蛋白可能引發過敏、發炎和自體免疫疾病，但並非所有舊石器時代飲食提倡者都認同這些觀點。更現代的舊石器時代飲食運動則建議只有當人們無法耐受時才排除乳製品。同樣地，LCHF 的飲食方式也包括全脂乳製品，但這項建議並不適用那些對乳製品不耐受的人。

Ⓠ 我需要運動嗎？

規律運動是保持健康的不二法門。然而，LCHF 的美妙之處在於它可以讓你在不過度運動的情況下控制體重。透過結合一些有氧運動來維持或提高你的整體健康，並且搭配一些阻力訓練以保持肌肉質量和骨骼健康。不過，重點還是你要將運動視為健康生活的常規和愉快生活的一部分。

Ⓠ 需要服用綜合維生素嗎？

不需要，如果你確實遵守 LCHF 飲食指南，你就不需要服用額外的綜合維生素補充品。攝取大量的非澱粉類蔬菜，最好餐餐都有，再搭配大量健康的脂肪和蛋白質，這樣即可為你的身體提供所有必需的營養素。一如往常，我們要確保在忙碌的生活中仍然可以攝取最佳的全食物，以免造成任何的營養素缺乏，LCHF 也不例外。任何類型的補充品都需要結合全面的飲食分析，並且根據個人的情況進行評估。

Q 為了健康，我難道不需要全穀物嗎？

全麥麵包和穀類產品確實可提供纖維和維生素，尤其是已被證明有益健康的維生素B群，這一點是無庸置疑的。但是，我們可以從其它食物來源獲得纖維和相同的維生素，且沒有這些碳水化合物的高負荷量或可能降低體內其它營養素可用性的抗營養物質。當減少這些人造食品或從飲食中除去時，重要的是攝取各種蔬菜、堅果、種子和肉類（特別是器官內臟）以獲得必需的營養。全食物是指加工程度最少，通常沒有包裝，包含最佳健康所需的所有營養素，這不一定得納入全穀物。

Q 如果我經常運動，我還能採取 LCHF 飲食嗎？

當然可以。許多運動員（包括休閒運動和精英運動員）在採取這種飲食法時都會看到健康和體能表現明顯上升。在選擇碳水化合物限制水平時，必須考慮運動的類型、持續時間和強度。雖然碳水化合物（或葡萄糖）是運動常用的燃料，但脂肪也是很好的（有過之而無不及）運動燃料來源。相較於儲存在肌肉中有限的碳水化合物，即使是身材適中如我們的人，體內也有大量可利用的脂肪燃料。如果

你的身體已轉換成脂肪燃燒器或進入「脂肪適應」，這時使用脂肪作為運動過程中的主要燃料來源是最好的方案，而碳水化合物則是用來刺激高強度的爆發力，詳情請參考第 49 頁。

Q LCHF 是短期的節食法嗎？

我們之前提過這個問題，但值得再次強調。LCHF 絕對不是風行一時的節食法，這是生活的一種方式。我不贊成流行一時或任何以此為目的的節食法：開始節食意味著你會在某個時間點停止，並且回到以前的飲食模式。我並不推崇這種作法，因為如果你恢復到過去的飲食習慣，那麼你在採取 LCHF 飲食後的任何健康和幸福方面的改善都可能前功盡棄。

Q 與阿特金斯飲食有何不同？

沒錯，LCHF 與阿特金斯飲食有相似之處。然而，阿特金斯更重視蛋白質，而非蔬菜和優質脂肪，包括包裝的阿特金斯品牌食品，如能量棒和奶昔。LCHF 則相反，主張全食物（即未包裝的食物），特別注重蔬菜，並鼓勵攝取適量的蛋白質。

Q 可以使用代糖嗎？

人工甜味劑（代糖）是人造品，而 LCHF 一個重要的概念就是吃大自然賜予我們的食物。因此，儘管許多研

究表明人工甜味劑無害，但我不喜歡使用它們。首先，如果你想要品嘗一點甜味，你可以使用天然甜味劑，如甜菊（來自植物）。其次 —— 也許是最重要的 ——LCHF 飲食的理念是改變你對「甜」的味覺與感受，這樣你就不會一直渴望甜食。無論是否含糖，吃甜食都會延長對糖的依賴。因此，任何甜食都應是偶爾的享受。

Q 採取 LCHF 我可以獲得足夠的纖維嗎？

可以。確實採取 LCHF 飲食，你可以獲得更多有益的纖維（即可溶性纖維）。這意味著要吃大量的蔬菜（主要是第 73 頁列出的非澱粉類蔬菜）以及一些水果和堅果，這些食物可提供你需要的所有纖維。

LCHF 飲食做得好，全家人都能受惠！

有助於改善第一型糖尿病

崔西 · 布拉德伯利（TRISH BRADBURY），55 歲，大學講師

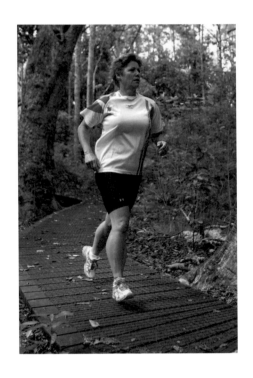

25 年前我被診斷患有糖尿病時，我非常震驚，因為我很注重健康的飲食。我對糖尿病瞭解不多，但我的態度是努力維持過正常的生活。我心想：「唔……我要繼續保持健康的飲食，並維持體態。」近年來，隨著科技發展，我開始使用

胰島素幫浦，追蹤自己的血糖，並設定幫浦提供我所需的胰島素（我無法自行生產，這就是第一型糖尿病）以維持我的血糖值在 6 至 6.4 mmol/L 之間。

第一型糖尿病有一個大麻煩是當碳水化合物攝取量和胰島素失衡時，你會有「低血糖症」，也就是你攝取的碳水化合物太少，而且體內的胰島素比你需要的還要多，結果造成低血糖。這時如果你沒有留意，後果不堪設想，因為低血糖會導致暈厥休克。有一次，我在做半程鐵人訓練而獨自在海中游泳時發生低血糖。幸運的是當時的我很靠近岸邊，被在沙灘上散步的人救起。我試圖回到水中，但他又把我拉起來，打電話給救護人員，我無法想像如果當時這個人不在那裡會發生什麼事。

在採取 LCHF 飲食後，我留意到最大的優勢是，即使我的血糖降

低，對我的影響也不會太嚴重，我比較能「耐低血糖」了。LCHF 的優勢還包括：

- 我毫不費力減掉幾公斤

- 我的 HbA1c（糖化血色素）從 8.8% 降至 6.2%。

- 我的胰島素使用率減少 30%（從每天 30 個單位到 21）

- 我的血液膽固醇數值很好；之前就已經很好，重點是現在仍然很好，即使我吃大量的脂肪

- 我有充沛的能量和感覺好極了

　　其中一大助因是 LCHF 成為我與朋友們的社交活動，我們一起踏上這個旅程，所以採取 LCHF 非常有趣，我們會計算不同食物含有多少碳水化合物，找出特別適合的美味食物。過程中充滿樂趣，且 LCHF 適合我的飲食風格、我的健康和糖尿病，這真的很棒。我最大的障礙就只有收集資訊，我需要這本書！

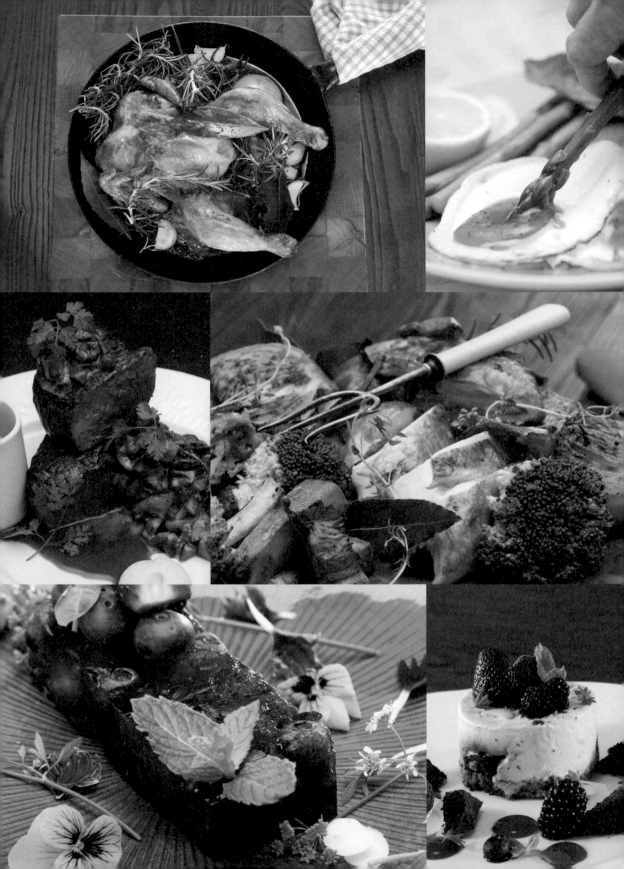

第二章
新式 LCHF 菜單

嗨！我是克雷格。

接下來的食譜簡單易懂，不過除非動手料理，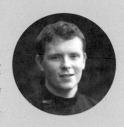
不然這些都只是書上的文字而已！每份食譜都有建
議數量，如果你要為其他人烹飪，將食譜分量倍增
到你想要的人數即可。在我的食譜中，我以公克和
毫升，以及更方便的量杯和量匙作為單位，好讓料理更容易重現。

我不得不承認，作為一名廚師，我不喜歡量杯和量匙的計量系
統，因為我們更常計算體積（在餐廳中，我們甚至秤量液體的公克數
以求準確，而不是使用毫升）。請注意，標準量杯的尺寸可能與櫥
櫃中的杯子尺寸不同。對於計量體積，我們使用公制標準：1 杯等於
250 毫升；1 茶匙等於 5 毫升；1 湯匙等於 15 毫升等。對於肉類或魚
類，你可以要求肉販或魚販為你切好需要的重量，或者以超市上的標
籤作為指南。

每個部分的食譜都是從簡單的日常餐點到更具挑戰性的精緻餐
點，甚至是當你有更多時間才能料理的娛樂大餐。本書的菜餚設計靈
活，你可以根據需要和喜好隨時添加或省略配料。當你對基本食譜駕
輕就熟，你就可以設計自己的拿手好菜，讓你的烹調手藝和飲食達到
另一個層次。LCHF 是一種生活方式和美食，這就是為什麼下廚烹飪
很重要，唯有這樣你才能明白最營養的食物往往來自親手做的料理。

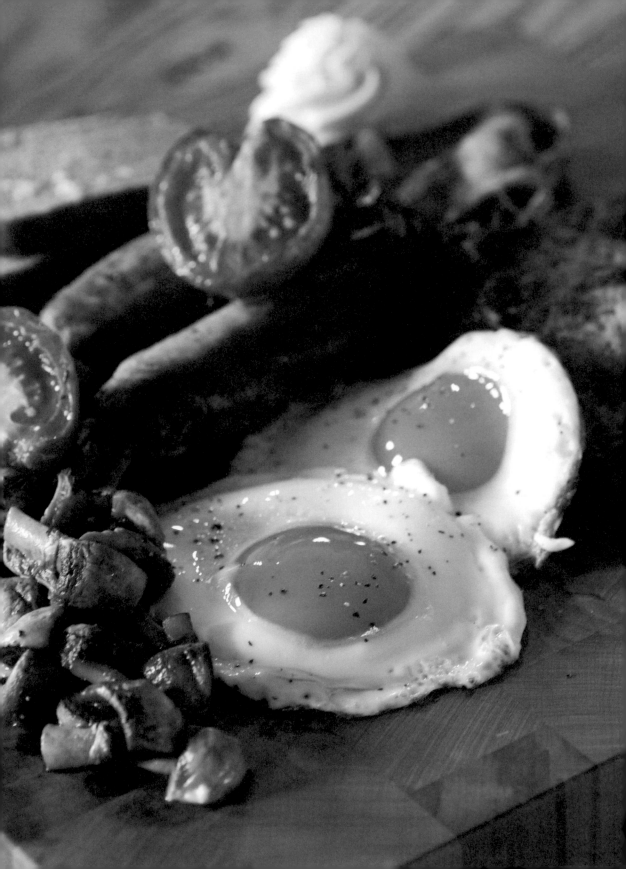

早餐

LCHF 讓早餐更有彈性。有些人早上會很餓，因此我們提供美味豐盛的餐點；對於喜歡輕食的人來說，你仍然有適合的餐點來展開新的一天。喝一杯奶昔或一塊乳蛋鬆餅吧，甚至是一杯簡單的咖啡加鮮奶油，這些都是迎接 LCHF 式生活的美好開始。

水煮蛋／Boiled eggs

快速、方便又美味，千變萬化的雞蛋可以讓任何餐點變得更加豐盛，又或者是
自成一道美味佳餚。業界可是有料理雞蛋的獨門秘訣！

分量	1 份
準備時間	1 分鐘
料理時間	3－10 分鐘
碳水化合物含量	0.5 公克（2 顆雞蛋）

烹調工具
一鍋水、計時器、漏勺匙、一碗冷水

食材
2 顆蛋

作法
把雞蛋放在鍋裡加水，直到水完全蓋過雞蛋。用大火加熱，沸騰後關火。立刻啟
動計時器，將雞蛋留在熱水中繼續煮熟。雞蛋的熟度取決於個人喜好：10 分鐘
為全熟；2 分鐘為半生不熟；我發現 3-4 分鐘是最剛好的。將煮好的雞蛋置於冷
水中冷卻即可。水煮蛋請冷藏保存，平時可當成零食或料理成凱撒沙拉。

水波蛋／Poached eggs

全世界的飯店都會預先備好水波蛋；這是為數百人提供早餐的唯一方法。當你要為好幾個人做早餐的時候，水波蛋就能派上用場。

分量	1 份
準備時間	1 分鐘
料理時間	5 分鐘
碳水化合物含量	0.5 公克（2 顆雞蛋）

烹調工具

鍋子、攪拌器、計時器、漏勺匙、一碗冷水（若要多做備存）

食材

1 公升（4 杯）水
50 毫升（¼ 杯）醋
2 顆蛋

作法

把水倒入鍋中煮沸後加入醋並轉小火，直到水不再沸騰。用攪拌器在鍋內攪拌多次以產生水流——這有助於雞蛋塑形並預防雞蛋沈入底部。將一顆雞蛋打入水中，用漏勺匙再攪拌幾次，保持水流速度，讓第二顆雞蛋也能保有相同漂亮的形狀。30 秒內要打入全部的雞蛋，以免第一顆雞蛋煮太熟。這時啟動計時器，2 分鐘後檢查雞蛋是否成型，當內部柔軟表面堅固時，你可以用漏勺匙將它們從水中撈起而不弄破它們。

若要備存水波蛋，先分批將雞蛋煮熟，再迅速放入冷水中冷卻。水波蛋可保存 3 天左右。加熱時只需要將水煮沸，再放入水波蛋煮約 1 分鐘即可。

英式炒蛋／Scrambled eggs

許多優秀的餐館會以幾種基本的雞蛋料理來測試新進廚師的廚藝，透過這些料理很快即可得知廚師是否真的有「兩把刷子」！

分量	1 份
準備時間	2 分鐘
料理時間	5 分鐘
碳水化合物含量	0.6 公克（2 顆雞蛋）

烹調工具
不沾鍋、碗、攪拌器、抹刀

食材
20 公克（4 茶匙）奶油
2 顆雞蛋
鹽和胡椒少許

作法
將奶油放入鍋中融化，然後離開火源。將雞蛋放入碗中攪拌，倒入鍋中。將鍋子放回熱源並慢慢攪拌。我被教導雞蛋的「凝固粒」要愈小愈好，並且只能炒到如奶油般絲滑柔軟；要做到這一點，你必須利用鍋子的餘溫。一旦雞蛋開始凝固，你要將鍋子移開熱源，並且繼續攪拌。最後加入調味料，除非你確定蛋還未熟必須加熱，你才能將鍋子放回熱源。炒蛋可添加無數食材，我喜歡在最後加一把菠菜和蕃茄丁，讓炒蛋變得更讓人垂涎三尺。

歐姆蛋／Omelette

傳統煎蛋需要相當熟練的技巧——在煮熟的蛋皮內包裹餡料。這裡的替代作法需要準備一個烤箱或烤架，但更加簡單！

分量	1 份
準備時間	5 分鐘
料理時間	6－8 分鐘
碳水化合物含量	4.6 公克（2 顆雞蛋）

烹調工具

煎烤兩用不沾平底鍋、碗、攪拌器、抹刀

食材

20 公克（4 茶匙）奶油
2 顆雞蛋
15 公克（1 湯匙）你喜愛的現磨起司粉（莫札拉瑞和切達起司都可）
100 公克（1 顆小型）蕃茄切丁
15 公克（½ 杯）嫩葉菠菜
50 公克（½ 杯）甜椒切丁

作法

將烤箱預熱至 180°C。用平底鍋將奶油融化。將雞蛋放入碗中攪拌後倒入鍋中，轉中火，讓蛋液平均佈滿平底鍋。當蛋液稍微凝固但上層仍然呈濕潤狀時加入餡料，隨後將平底鍋放入烤箱烘烤 3 分鐘，如果還未熟，可再烘烤 1 分鐘。完成後可依喜好將煎蛋對折或平鋪放在盤子上。

無麵皮乳蛋鬆餅／Crustless quiche muffins

乳蛋鬆餅可以放入冰箱保存至少三天，是很理想的隨手點心。搭配一小盤沙拉和一小把堅果就是一份營養的輕食早餐。

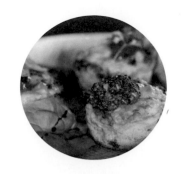

分量	6 大或 12 小份馬芬
準備時間	15 分鐘
料理時間	12 分鐘
碳水化合物含量	3 公克（每份）

烹調工具

不沾鬆餅烤盤（上油）、烘烤盤（放鬆餅烤盤，如果鬆餅烤盤不穩固）、砧板、刀、煎鍋、碗、攪拌器

食材

30 公克（2 湯匙）奶油
50 公克（½ 杯）洋蔥切丁
50 公克（1 杯）蘑菇切丁
50 公克（1 - 2 片）培根切丁（自選）
5 公克（1 茶匙）香草切碎（任何）
20 公克（1 湯匙）日曬蕃茄乾切碎
5 公克（1 茶匙）烤松子（180°C 烘烤 3 分鐘）
鹽和胡椒少許
6 顆雞蛋
125 毫升（½ 杯）鮮奶油
50 公克（2 杯）芝麻菜（菠菜或羽衣甘藍也很好）

50 - 75 公克（中型）起司磨碎（重口味切達或易碎菲達起司）

作法

將烤箱預熱至 165°C。用平底鍋將奶油融化，加入洋蔥、蘑菇和培根（如果有）以中火拌炒 3-5 分鐘，直到水分蒸發開始焦糖化。將鍋子移開熱源並加入香草、曬乾的蕃茄、烤松子和調味料。將雞蛋打入碗中攪拌均勻再倒入鮮奶油，以鹽和胡椒調味。將拌炒食材平分倒入鬆餅盤槽，加入芝麻菜和起司（保留一些起司置於頂部），再倒入蛋液，預留一點空間，不要滿出來，最後放上剩餘的起司即可放入烤箱烘烤。依照鬆餅烤盤的深度，烘烤時間大約需要 8 到 15 分鐘。

乳蛋鬆餅可以趁熱、或冰凍後享用。再次加熱可選擇放入烤箱烘烤 5 分鐘，或用微波爐微波 20 秒。此外，你可以加入任何喜愛的食材——煙燻鮭魚或其它煙燻魚都很棒，尤其在蛋液中加入一匙辣根更是人間美味。

大陸式早餐／Continental Breakfast

這份快速、讓人飽足的早餐可以利用前一天剩下的晚餐或午餐熟食蔬菜輕鬆完成。醃肉是很好搭配，只要一點就能使餐點美味升級。

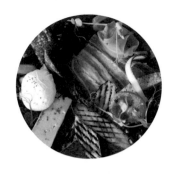

分量	1 份
準備時間	8 分鐘
料理時間	4 - 10 分鐘
碳水化合物含量	16.1 公克

烹調工具

砧板、刀子、耐高溫烤盤、一鍋水、計時器

食材

1 片低碳麵包（第 180 頁）
30 公克（小片）烤胡蘿蔔
30 公克（小片）烤歐洲防風草
1 顆雞蛋
40 公克（3 - 4 片）醃肉（火腿、義式臘腸、風乾生火腿、史貝克煙燻火腿、義式風乾牛肉、義式辣味香腸、西班牙辣香腸、義式培根等）
20 公克（小把）菠菜
6 - 7 顆橄欖
½ 顆酪梨
15 公克（1 湯匙）杏仁
20 公克（小片）起司（任何你喜歡的起司；切達或布里起司也很棒）
5 公克（1 茶匙）奶油

作法

烤箱預熱至 180°C。將低碳麵包片放在耐熱盤上，胡蘿蔔和歐洲防風草（或任何剩餘的蔬菜）放在麵包的旁邊，然後放入烤箱加熱 5 分鐘。將蛋做成水煮蛋或水波蛋（第 107 頁）。將醃肉、菠菜、橄欖、酪梨、杏仁和起司放入盤子裡，然後加入熱蔬菜和雞蛋。熱麵包可塗上奶油一起食用。

無穀物格蘭諾拉麥片配優格和莓果／
Grain-free granola with yoghurt & berries

無穀物格蘭諾拉麥片是一種多用途的食材，可用作甜品的裝飾，或者搭配優格和漿果，就像這個食譜一樣。堅果的價格不低，一次可以不用買太多，選擇一包綜合堅果或購買散裝的即可。但從長遠來看，大量購買可以降低它們的價格。記住，盡可能購買生堅果，因為你不知道製造商用哪種油烘烤。

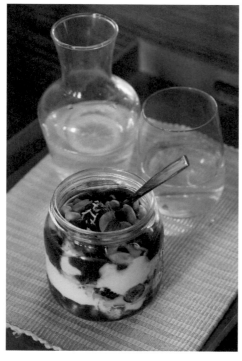

烹調工具

耐熱烤盤、2 個大盤子、食物處理機或研缽、大型攪拌碗、木勺、儲存罐

食材

200 公克（1½ 杯）杏仁

200 公克（1½ 杯）榛果

200 公克（1¾ 杯）山核桃

200 公克（1¾ 杯）核桃

200 公克（1½ 杯）夏威夷果仁

125 公克（1 杯）亞麻籽

200 公克（1⅓ 杯）南瓜籽

200 公克（1⅓ 杯）葵花籽

200 公克（2½ 杯）椰子肉片（切絲或磨成粉）

50 公克（¼ 杯）碎黑巧克力（85% 或更高）

自選香料：肉桂、肉豆蔻、豆蔻

每人 80 公克（⅓ 杯）全脂無糖優酪

每人 50 公克（½ 杯）新鮮或冷凍漿果

分量	20 份
準備時間	10 分鐘
料理時間	10 分鐘
碳水化合物含量	14.8 公克（每份）

作法

烤箱預熱至 180°C。將堅果放在烤盤上烘烤 5 分鐘後攪拌一下，然後再烘烤 2-3 分鐘。之後將堅果倒在大盤上靜置冷卻 10 分鐘。將冷卻好的堅果放入食物處理機，並以 1 秒瞬間加速鍵打碎，直到它們切成你喜歡的大小。隨後將堅果倒入碗中與種子、椰絲、巧克力和香料混合均勻，再倒入儲存罐保鮮。

這種格蘭諾拉麥片置於涼爽陰暗的地方可以保存長達 1 個月，所以如果你想要製作更多，你可以調整食譜。上桌前，可以將優格和莓果放入碗中，再加入格蘭諾拉麥片一起食用。

秘訣

當你烘烤堅果時，不妨為其它食譜多做一些備用。烤好的堅果放入密閉容器可以保存長達 2 周。質地較軟的堅果很容易烤焦，一定要小心；如腰果。寧願不太熟也不要焦掉！

莓果優格奇亞籽粥／Chia seed porridge with yoghurt & berries

分量	1 份
準備時間	5 分鐘
料理時間	至少 30 分鐘
碳水化合物含量	14.8 公克

烹調工具

碗、攪拌器或叉子、砧板、刀子、玻璃罐

食材

125 毫升（½ 杯）杏仁奶或椰奶

30 公克（2 湯匙）奇亞籽

少許甜菊（或木糖醇）調味

40 公克（2 湯匙）原味全脂無糖優格

2 公克（1 茶匙）可可粉

15 公克（1 湯匙）混合堅果

25 公克（½ 杯）新鮮（或冷凍）莓果

作法

將牛奶、奇亞籽和甜菊加入碗中，用攪拌器或叉子混合 20 秒，靜置 10 分鐘後再次攪拌。蓋上碗蓋放入冰箱至少 30 分鐘甚至隔夜；時間愈長會愈濃稠。如果覺得成品太濃，可以多加一點液體。

加入原味優格和可可粉，最後再添加堅果和莓果。如果你喜歡，還可加入一茶匙杏仁醬。

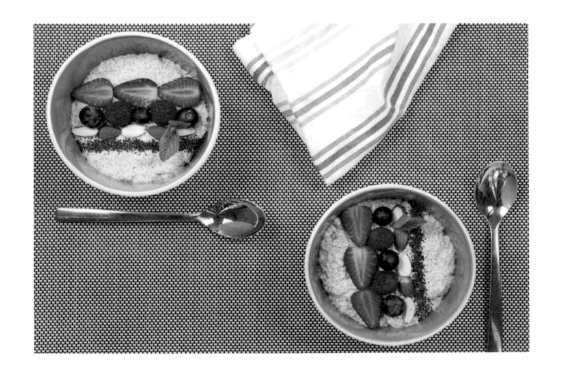

超能量綠蔬果昔／ Green power smoothie

這是攝取豐富的綠色植物營養素很好的方式。這份食譜內的組合與比例僅供參考，如果你喜歡不同的綠色蔬果（或季節性蔬果），可以隨心變化。

分量	2 份
準備時間	10 分鐘
碳水化合物含量	11公克（每份）

作法

將所有食材攪拌均勻，必要時加水以達到適合的濃稠度。

烹調工具

砧板、刀子、手持攪拌機或隨身瓶攪拌機

食材

50 公克（1½ 杯）菠菜
50 公克（1½ 杯）羽衣甘藍
5 公克（1 茶匙）碎薑片
½ 顆酪梨
½ 條小黃瓜
1 顆蘋果去籽
1 顆大蒜去皮
10 公克（2 茶匙）南瓜籽
10 公克（2 茶匙）葵花籽
水 視濃稠度而定

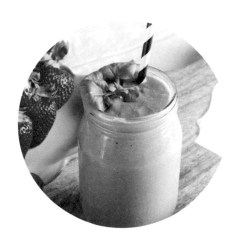

綜合莓果蔬果昔／Very berry smoothie

富含抗氧化劑的莓果其碳水化合物含量低，種類多樣又美味。在盛產季節時可使用新鮮莓果，其它季節則可以使用冷凍綜合莓果。冷凍莓果很棒，因為它們不只為飲料增添一種冰冷的快感，還調整了口感。

分量	1 份	**作法**
準備時間	8 分鐘	新鮮草莓要先取出綠梗，再把所有的
碳水化合物含量	12.2 公克（每份）	食材攪拌均勻直到口感柔順。

烹調工具
開罐器、手持攪拌機或隨身瓶攪拌機

食材
30 公克（4 中型）草莓
30 公克（小把）藍莓
30 公克（小把）覆盆莓
125 毫升（½ 杯）椰奶
50 毫升（3 湯匙）水
10 公克（2 茶匙）南瓜籽
10 公克（2 茶匙）葵花籽

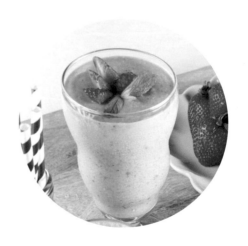

榛果巧克力抹茶／Hazelnut & chocolate iced mocha

夏季！週末！和朋友們的早午餐！該來點簡單又有趣的了，如一份頹廢無罪惡感的早餐！佐上莓果加鮮奶油，預先做好的大陸式早餐（第 111 頁）或奇亞籽粥（第 114 頁），不僅可以餵飽一大群朋友，還不會瓜分與朋友相處的時間。如果要獨自享用，只要減少分量即可。

分量	3－4 份
準備時間	10 分鐘
碳水化合物含量	7.4 公克（每份）

烹調工具

手持攪拌機或隨身瓶攪拌機、測量罐

食材

200 毫升（¾ 杯）鮮奶油（外加打發鮮奶油，自選）

80 公克（8 大塊） 方型巧克力，85％可可或更高

40 公克（3 湯匙）烘烤榛果（參考第 112 頁）

625 毫升（2½ 杯）冰咖啡（以你平時的方式沖泡）

7－8 個冰塊

作法

將鮮奶油、巧克力和榛子攪拌 10 秒左右，完全混合後再倒入咖啡攪拌均勻。上桌前倒入冰罐中再加冰塊，或者在一開始時就加入冰塊攪拌均勻。如果你想以打發的鮮奶油做裝飾，可以用剛剛攪拌蔬果昔的攪拌機打發。

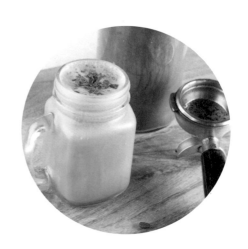

杏仁煎餅佐煙燻培根和馬斯卡彭起司／
Almond pancakes with streaky bacon & mascarpone

這些煎餅在餐廳大受歡迎。用餐時間我們往往需要混合麵糊好幾次，而且每次都想：「這已經夠多了吧！」。麵糊冷藏可保存 3 到 4 天，省時又省力。

分量	2 - 3 份
準備時間	10 分鐘
料理時間	10 分鐘
碳水化合物含量	4.8 公克（每份）

烹調工具
混合碗、攪拌器、平底鍋、濾油孔鍋鏟、大盤、乾淨拭盤布

食材
10 公克（2 茶匙）橄欖油、椰子油或澄清奶油

煎餅
100 公克（1 杯）杏仁粉
1 顆雞蛋
60 毫升（4 湯匙）水
15 公克（1 湯匙）融化奶油
幾滴甜菊（或木糖醇）
少許鹽

裝飾（每份）
3 片煙燻培根

15 公克（1 湯匙）馬斯卡彭起司
6 - 7 顆莓果裝飾
莓果醬（自選，參考第 187 頁）

作法
將所有煎餅麵糊食材用攪拌器混合均勻後靜置 10 分鐘。用中火加熱平底鍋並放入油或澄清奶油後，舀一勺煎餅麵糊放入鍋中。煎餅大約需要 1 分鐘才能煎好一面，如果煎的時間快於 1 分鐘，這表示鍋子太熱。一面煎好後再翻面煎 1 分鐘。將煎好的煎餅放到盤子上，並用乾淨的餐布蓋住（布料會吸收蒸汽，避免煎餅變濕——這是從我媽媽那裡學到的秘訣！）。用中火將培根煎至微焦，然後把培根和馬斯卡彭和煎餅一起擺盤，上桌前添加莓果即可。如果需要，你還可以淋上一些莓果醬。

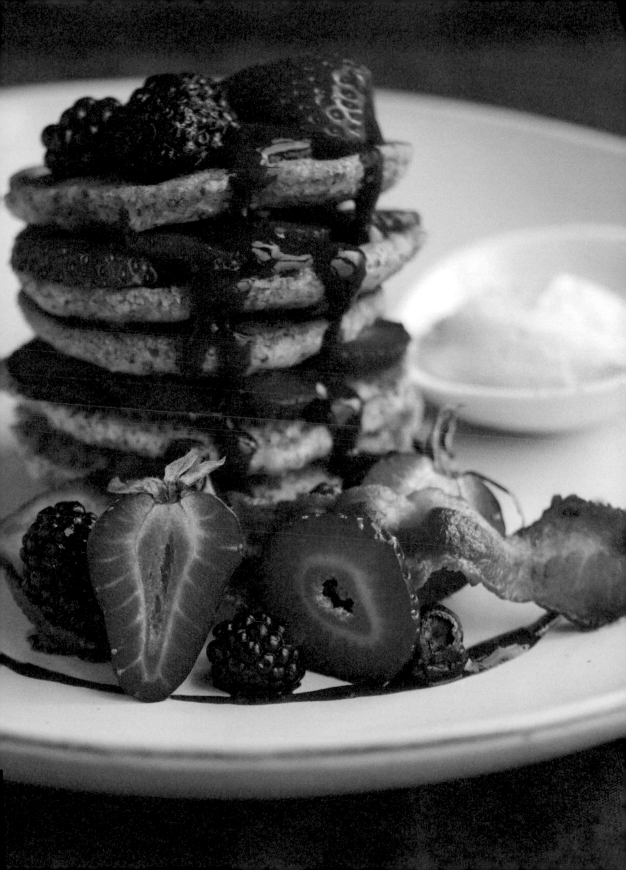

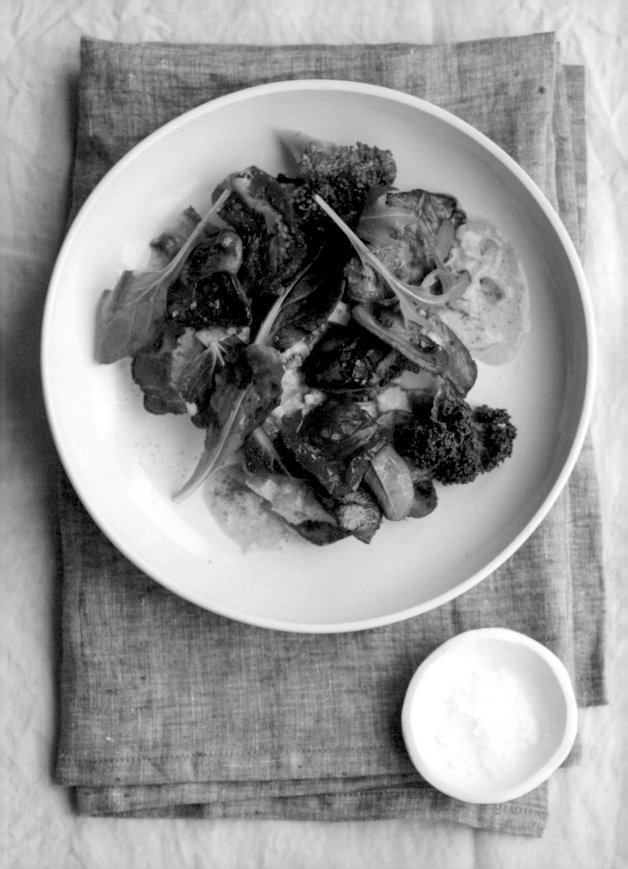

煙燻蘑菇和曬乾蕃茄佐雞肝烤麵包／

Smoky mushrooms & sun-dried tomatoes with chicken livers on toast

肝臟的營養成分高。這是一份令人飽足和營養的膳食。

分量	1 份
準備時間	10 分鐘
料理時間	12 分鐘
碳水化合物含量	8.2 公克

烹調工具

煎鍋、砧板、刀、碗、烤麵包機

食材

25 公克（½ 小型）洋蔥

50 公克（10 朵）蘑菇切片

20 公克（2 片）風乾生火腿或義式培根，切碎或整片

10 公克（2 湯匙）奶油

10 毫升（2 茶匙）椰子油、澄清奶油或橄欖油（料理用）

80 公克（½ 杯）雞肝

30 毫升（2 湯匙）鮮奶油

50 公克（小把）菠菜或綠花椰菜，外加裝飾用

5 公克（1 茶匙）青醬（第 151 頁）

10 公克（2 茶匙）日曬蕃茄乾切碎

2 片低碳麵包（第 180 頁，變化版）

作法

用中火將洋蔥、蘑菇和義式風乾生火腿或培根和奶油拌炒直至水分蒸發，等食材開始焦糖化後取出。洗淨鍋子並加熱，倒入食用油，當油溫升高後再放入肝臟。當肝臟呈褐色時翻面，並且將洋蔥、蘑菇、火腿培根倒入鍋中拌炒，加入鮮奶油、菠菜或綠花椰菜和青醬，最後加入蕃茄乾即可。

用烤麵包機烘烤麵包片，上桌前加上煙燻蘑菇炒物，最後用剩下的綠色蔬菜裝飾。

經典早餐／Cooked breakfast （big breakfast）

LCHF 飲食讓我們能再次享受過往饕客們的經典早餐。帶著多樣的蔬菜，這種大分量的餐點以更營養的方式重登菜單。

分量	2 份
準備時間	15 分鐘
料理時間	20 分鐘
碳水化合物含量	10.8 公克（每份）

烹調工具

耐烤盤、研磨板、煎鍋、攪拌碗、砧板、刀、勺子、鍋鏟

食材

200 公克（2 根）你喜愛的香腸
4 片煙燻培根（自選）
2 顆蕃茄對切
60 公克（4 湯匙）奶油（料理用）
100 公克（12 - 14 朵）蘑菇
2 顆雞蛋
100 公克（4 杯）菠菜
鹽和胡椒少許

煎餅

50 公克（1 小型）洋蔥
15 公克（1 湯匙）奶油
50 公克（1 小型）西葫蘆
50 公克（½ 小型）茄子
1 顆蛋打散
15 公克（1 湯匙）帕馬森起司粉（自選）

作法

烤箱預熱至180°C。將香腸和培根（如果有）放入可容納其它食材的大耐烤盤，然後放入預熱的烤箱中。

製作煎餅：洋蔥磨碎後，在煎鍋中放入奶油，以低溫將洋蔥的水分逼出來。將西葫蘆和茄子磨碎放入混合碗中，擠出水分，將水分倒掉後，加入熱洋蔥拌勻靜置 5 分鐘，直到待涼後加入蛋液和帕馬森起司（如果有），充分拌勻後調味靜置 5 分鐘。

大約過 10-12 分鐘後，香腸差不多熟了。將蕃茄切面朝下置於香腸旁烘烤箱 5 分鐘；如有必要，可在盤子上加入少許奶油。將煎鍋擦乾淨，用中火融化一些奶油。使用勺子將一些煎餅糊舀入鍋中，煎到兩面呈褐色。將煎好的煎餅放入烤箱保溫。鍋中倒入一些奶油後再放入蘑菇拌炒，直到蘑菇呈褐色後調味。用一些奶油拌炒雞蛋後調味。菠菜放入奶油中快炒 30 秒，保留菠菜鮮脆度。將烤箱中的食材取出並擺盤。如果喜歡，每人可加一片低碳水化合物麵包（第 180 頁）。

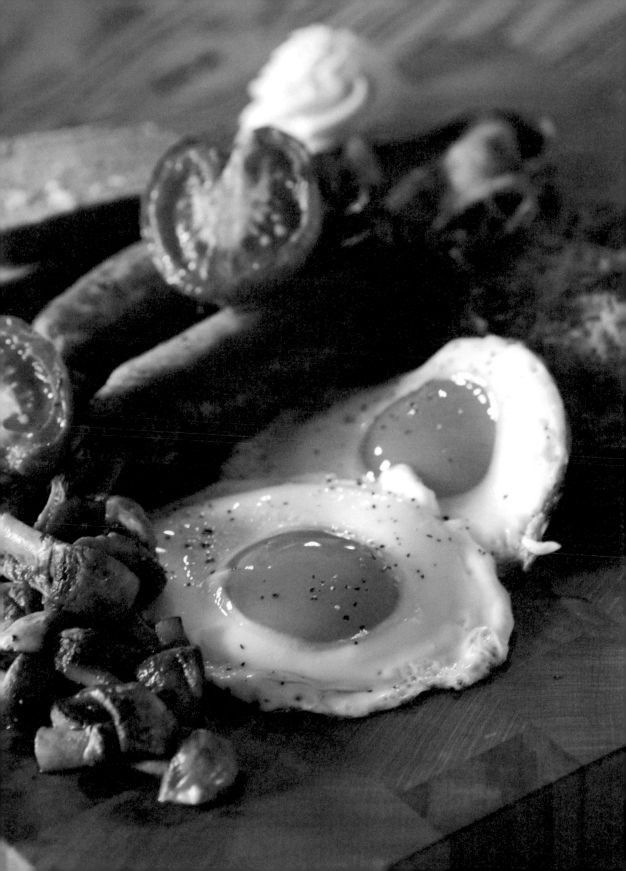

班尼迪克蛋／Eggs benedict

有人告訴我，在奧克蘭開的法國餐館中不要放入班尼迪克蛋，因為它太「紐西蘭」了。儘管如此，藉由升級麵包以取代一成不變的英式鬆餅等，即可輕易化身為 LCHF 版的法式經典美食。

分量	4 - 5 份
準備時間	15 分鐘
料理時間	20 分鐘
碳水化合物含量	3.5 公克（每份）

烹調工具

一碗冷水、空壺、玻璃罐、攪拌碗、攪拌器、一鍋徐徐沸騰的水、煎鍋、計時器、漏勺匙

食材

2 顆水波蛋（第 107 頁）
2 片低碳水化合物麵包（第 180 頁）或煎餅（第 122 頁）
8 - 10 片（每人 2 片）培根（肩肉或五花肉）
100 公克（3 杯）菠菜
15 公克（1 湯匙）奶油

荷蘭醬

（4 - 5 份，每份 2 - 3 湯匙）
250 公克奶油
2 顆蛋黃
5 毫升（1 茶匙）白酒醋或蘋果醋
15 毫升（1 湯匙）水
鹽和胡椒少許
5 公克（小把）紅蔥頭切碎（自選）

作法

將做好的水波蛋放入裝有冷水的碗。

荷蘭醬：將奶油倒入空鍋中融化。將融化的奶油倒入空玻璃罐，靜置 5 分鐘，讓奶油的油水分離；上層的奶油是用來製作荷蘭醬中油的部分。將蛋黃、醋和水倒入混合碗，開始攪拌混合物，然後將碗放在徐徐沸騰的鍋子上。來自鍋中的熱量可慢慢提高蛋糊的溫度，並將雞蛋消毒，以及形成濃厚的「蛋黃醬」；這是製作荷蘭醬的基礎。

如果你準備佐熱煎餅或麵包，這時要將烤箱預熱到 160°C。

持續攪動蛋糊，直至其變濃稠並感覺到熱度。將碗移開熱源置於空鍋上以保持穩定。開始拌入融化奶油中浮於上層的油：緩緩地將油從罐中倒出，這個過程大約需要約 2 分鐘。一旦荷蘭醬成形後，用鹽和胡椒調味，最後

加入紅蔥頭（如果有）。

用烤箱烘烤低碳水化合物麵包或加熱煎餅，烤好後放在盤子上。用煎鍋煎培根，然後放在盤子的一側。用同一個鍋子加入菠菜和奶油拌炒後調味，放在烤麵包或煎餅的頂部。將水波蛋放入沸水中加熱 60 秒，然後用廚房餐巾紙瀝乾水分、調味，再放在菠菜上。最後將培根放在雞蛋上，並且以你喜歡的分量，為班尼迪克蛋淋上荷蘭醬。

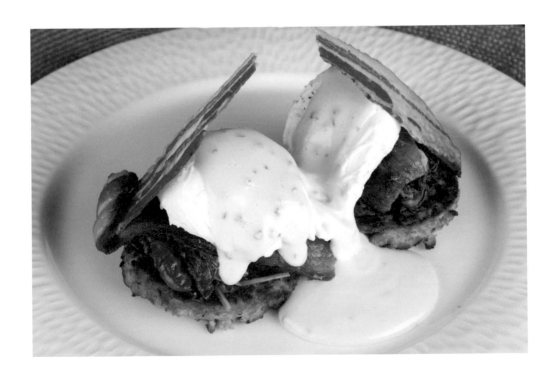

墨西哥鄉村煎蛋／Huevos rancheros

墨西哥鄉村煎蛋，辛辣且讓人滿足，讓一天從簡單
又美味開始。

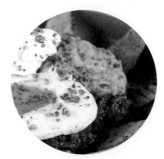

分量	3 - 4 份
準備時間	15 分鐘
料理時間	2 小時鐘（15 分鐘，如果絞肉事先準備好）
碳水化合物含量	6.1 公克（每份）

烹調工具

鍋蓋、砧板、刀；水煮蛋或水波蛋：
一鍋沸水、攪拌器、計時器和漏勺匙；
英式炒蛋：不沾鍋

食材

500 公克絞肉（牛、豬、羊或雞肉皆可）
1 顆洋蔥切丁
1 根胡蘿蔔切丁
1 顆大蒜切碎
1 罐 440 毫升蕃茄罐頭
3 公克（½ 茶匙）蕃茄醬
5 公克（1 茶匙）辣椒粉（如果你愛
吃辣可再增量）
30 公克（2 湯匙）蕃茄莎莎醬（第
155 頁）
30 公克（2 湯匙）酪梨醬（第 154 頁）
2 片薄低碳水化合物麵包（第 180 頁）
切成三角型

3 - 4 顆雞蛋（每人 1 顆）
30 公克（2 湯匙）酸奶油
20 公克（小份）切達起司磨碎

作法

烤箱預熱至 165°C。

用中火加熱絞肉，當絞肉的油脂釋出
後，加入洋蔥、胡蘿蔔和大蒜拌炒 5-8
分鐘，直到開始呈褐色，蔬菜水分釋
出。加入罐頭蕃茄、蕃茄醬和辣椒粉，
隨後蓋上鍋蓋，燜煮 1-2 小時。辣絞
肉可事先做好再冷凍保存，而且放置
一、兩天味道會更好。如果你的鍋子
夠大，就多做一點吧。

如果你沒有蕃茄莎莎醬和酪梨醬，現
在可以動手開始做。

將麵包放入烤箱中烘烤。依照你喜歡
的方式煮蛋，如水波蛋（第 107 頁）、
英式炒蛋（第 108 頁）或煎蛋等。將
辣絞肉放入碗中，上面放上莎莎醬、
酪梨醬、酸奶油、起司和雞蛋，最後
將烤好的三角麵包以傘狀擺盤即可。

魚香飯／Fish kedgeree

這份可口美味的早餐佳餚可在任何時刻享用，而且是清庫存的絕佳方法。

分量	1 份
準備時間	5 分鐘
料理時間	15 分鐘
碳水化合物含量	3.5 公克

50公克（½杯）白花椰菜飯（第178頁）
75 公克（1 杯）熟綠色蔬菜（綠花椰菜、蘆筍、青豆）
少許薑黃

烹調工具
附鍋蓋的小鍋、砧板、刀子、裝沸水的鍋子

食材
60 毫升（4 湯匙）鮮奶油
60 毫升（4 湯匙）水
150 公克（中片）白魚（比目魚、多利魚或類似）
少許鹽和胡椒
1 顆水波蛋（第 107 頁）

作法
把鮮奶油、水和魚放入小鍋裡煮沸、調味，蓋上鍋蓋以小火燜煮 5 分鐘。同時間，料理水波蛋並瀝乾水分。從鍋中取出煮好的魚靜置一旁備用。將白花椰菜飯放入剛剛煮魚的奶油狀液體鍋中，用大火煮 1 分鐘，再放入煮熟的蔬菜一起加熱。隨後將魚和蔬菜擺盤，上面放上水波蛋，再次調味，最後灑上薑黃粉即可。

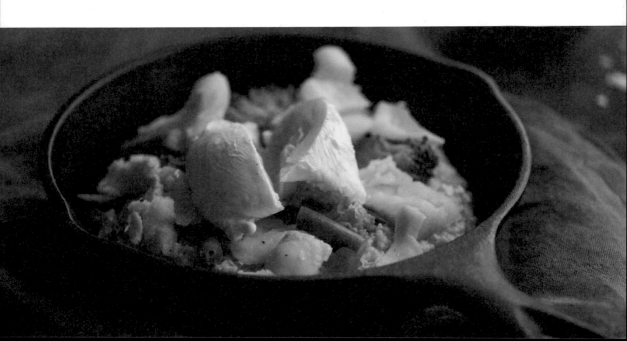

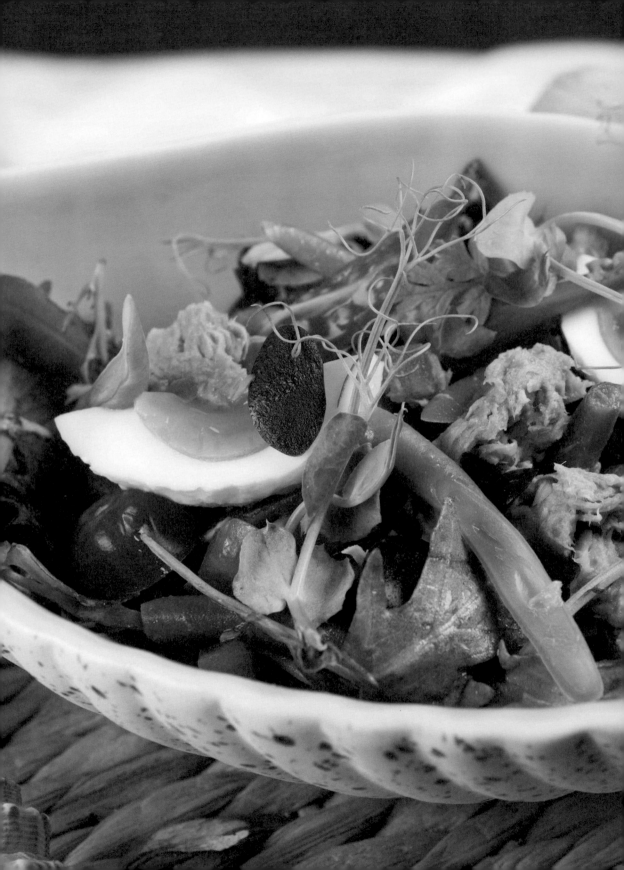

午餐

在嘗試改變飲食習慣時，午餐通常是比較麻煩的一餐。如果你的行程特別繁忙，可能很難從容不迫地讓自己好好吃一頓。以下食譜主要是指引你如何使用手邊的食物。透過混搭一些新鮮的沙拉、蔬菜和醬料，你也可以擁有多項選擇，讓你不必到最好的咖啡廳也能吃得心滿意足。

美味湯屋

湯的做法快速且容易。從冰箱拿出預做好的湯品，10 分鐘內，你就有一份讓人滿意的膳食。再用堅固的容器盛裝，就可以帶去上班加熱，或裝入上蓋附有湯匙和杯子的保溫瓶。

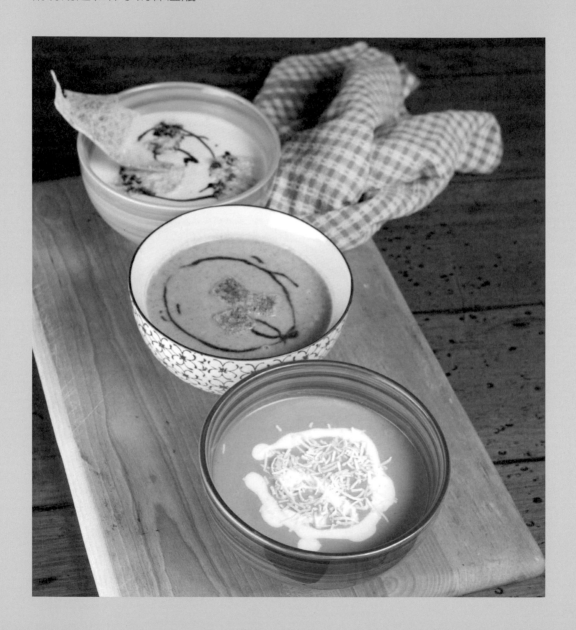

奶油花椰菜湯佐帕馬森起司／
Creamy cauliflower soup with Parmesan croutons

如果你愛吃白花椰菜，你肯定會喜歡這款湯品。注意蔬菜要煮熟，再用食物攪拌機攪拌至少 15 秒，好讓你擁有如天鵝絲絨般的柔滑口感。

分量	5 - 6 份
準備時間	30 分鐘
料理時間	40 分鐘
碳水化合物含量	4.8 公克（每份）

烹調工具
砧板、刀子、大鍋、研磨板、烤盤、不沾烘焙紙、罐式攪拌機或手持電動攪拌機

食材
2 顆洋蔥切絲
60 公克（½ 杯）奶油
1 顆中型白花椰菜，切成小塊
125 毫升（½ 杯）牛奶
125 毫升（½ 杯）鮮奶油，視需要增加分量
1 公升（4 杯）水，視需要增加分量
少許鹽和胡椒

仿碎麵包丁
50 公克（⅔ 杯）帕馬森起司或格拉那帕達諾起司或義大利佩格里諾起司磨碎

作法
烤箱預熱至 180°C。於鍋中用奶油拌煮洋蔥，洋蔥出水軟化後加入剩餘的食材，開大火煮沸再轉小火燜煮 25 分鐘。

趁燜煮時將起司磨碎。在烤盤上鋪一層烘烤紙，平均灑上起司，放入烤箱烘烤 5-8 分鐘直到呈淺褐色，小心不要烤得太久，否則起司會變苦。烤好後取出靜置冷卻變酥脆。

湯煮好後先冷卻 10 分鐘，再用攪拌器分批攪拌或使用手持電動攪拌器，過程中可添加更多的水和鮮奶油調整濃度，最後再加入調味料調味。上桌前可加入一些酥脆起司碎片。

綠花椰菜與西洋菜湯佐藍紋起司三明治／
Broccoli & watercress soup with blue-cheese sandwiches

你試過這道經典風味了嗎？這道湯品在宴客時也是一道美味的開胃湯品。其中保持綠花椰菜鮮綠色的秘訣在於冷卻和攪拌前以沸水煮 6 分鐘。

分量	大約 6 份
準備時間	25 分鐘
料理時間	20 分鐘
碳水化合物含量	6.2 公克（每份，包含三明治 0.5 公克）

烹調工具

砧板、刀子、大鍋子、一碗冷水、漏勺匙、瓶式攪拌機或手持電動攪拌機

食材

2 顆洋蔥切絲
100 公克奶油
1 公升（4 杯）水
2 顆綠花椰菜，切成小花狀
100 公克（3 杯）西洋菜（或菠菜）挑好洗淨
少許鹽和胡椒

藍紋起司三明治

30 公克（中型）藍紋起司切片
2 片低碳麵包（第 180 頁）

作法

用奶油拌炒洋蔥，直到洋蔥出水軟化後加水並煮沸。當水沸騰時，加入綠花椰菜並以沸水煮 6 分鐘後，將綠花椰菜撈出浸泡在冷水中冷卻。之後關火並加入西洋菜靜置 30 秒。

將西洋菜撈出，與綠花椰菜一起放入攪拌器，慢慢加入足夠的液體攪拌呈濃稠狀，最後再灑上鹽和胡椒調味。上桌前將藍紋起司三明治對角切成三角形，搭配濃湯一起食用。

南瓜椰子濃湯／
Pumpkin & coconut soup

這款湯品口感清爽香味撲鼻。它不一定只能做為「冬季暖湯」，任何時候你都可以來一份南瓜濃湯。

分量	6 - 8 份
準備時間	15 分鐘，外加 15 分鐘靜置時間
料理時間	1 小時
碳水化合物含量	12.9 公克（每份）

烹調工具

砧板、刀、大鍋、開罐器

食材

2 顆洋蔥切丁

15 公克（1 湯匙）椰子油（可用橄欖油或奶油取代）

1 顆大型南瓜去皮去籽

2 顆大蒜

1 根辣椒切碎

375 毫升（1½ 杯）椰奶或椰漿，視需要再增加

1 公升（3 杯）水

少許鹽和胡椒

1 片克菲爾萊姆葉（自選）

1 根檸檬香茅（自選）

少許椰子絲或椰子碎片

作法

用文火將油加熱拌炒洋蔥，5 分鐘後加入南瓜和大蒜。繼續小火煮 5 分鐘後再加入其它的食材，並燉煮約 45 分鐘。煮好後靜置 15 分鐘冷卻，攪拌至呈光滑稠度，最後撒上椰絲和添加少許椰漿即可。

創意沙拉吧

在家時，我們會根據當晚想吃什麼，為自己和家人做飯。這點很好但很耗時。在餐廳中，我們會計畫可以混搭的「預備」菜單，以節省成本和時間來提高效率。以下的沙拉食譜旨在利用手邊的剩菜（或事先準備好的食材），並且結合新鮮的蔬菜和沙拉醬。透過事先計畫並且思考如何利用一餐中的剩菜，明日午餐的靈感便源源不絕。例如，在料理烤雞時多準備一些雞肉。

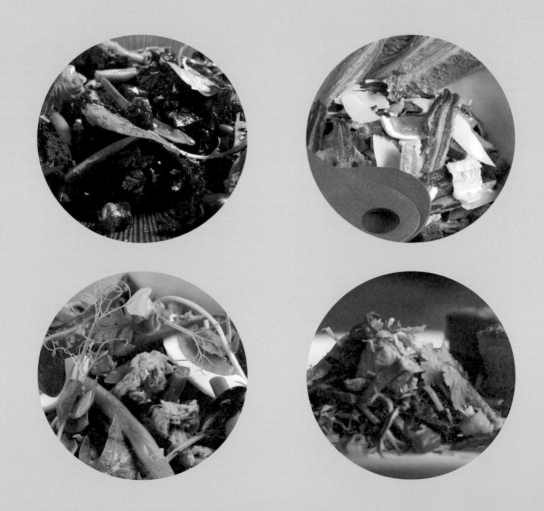

甜菜根、菲達起司、橄欖、四季豆和芝麻菜／
Beets, feta, olives, green beans & rocket

分量	1 - 2 份
準備時間	10 分鐘
碳水化合物含量	7.1 公克（每份）

烹調工具
削皮器、砧板、刀、磨碎板、攪拌碗、一鍋滾水、漏勺匙、一碗冷水

食材
25 公克（½ 小型）生甜菜根
25 公克（½ 小型）煮熟甜菜根（參考第 142 頁作法）
15 毫升（1 湯匙）蘋果醋
½ 香草莢（刮出莢中的籽，自選）
50 公克（1 杯）四季豆切成小斷
25 公克（小片）碎菲達起司
10 公克（3-4 顆）橄欖
15 毫升（1 湯匙）法式香醋（第 150 頁）
5 公克（4 - 5 顆）核桃
5 公克（小把）紅蔥頭切小丁
少許鹽和胡椒
50 公克（1½ 杯）芝麻菜

作法
將生甜菜根去皮切成薄片或切碎（如果你喜歡）。煮熟的甜菜根切成丁，將所有的甜菜根與蘋果醋和香草（如果有）放入大型攪拌碗混合。將四季豆放入沸水中煮 3 分鐘，用漏勺匙取出放入冷水碗中冷卻。

瀝乾冷卻的四季豆，除了芝麻菜之外，與其它食材一起放入攪拌碗中混合並調味。上桌前才放入一半的芝麻菜拌勻，然後將沙拉擺盤，最後再灑上剩下的芝麻菜。

烤雞凱撒沙拉、水煮蛋和綠花椰菜／
Roast chicken Caesar salad, soft-boiled eggs & broccoli

分量	1 - 2 份
準備時間	15 分鐘
碳水化合物含量	4.7 公克（每份）

烹調工具
一鍋沸水、砧板、刀、烘烤盤、攪拌碗、秤

食材
1 顆水煮蛋（第 106 頁）

2 片低碳麵包（第 180 頁），切成一公分塊狀

50 公克（2 杯）萵苣生菜葉，洗淨瀝乾（可用結球萵苣代替）

100 公克預先烤好的雞肉

20 公克（1 片）預先料理好的煙燻培根

10 公克（2 茶匙）帕馬森起司碎花（格拉那帕達諾起司或義大利佩格里諾起司取代）

5 公克（1 茶匙）荷蘭芹切碎

50 公克（1 杯）熟綠花椰菜

2 隻鯷魚（自選）

30 毫升（2 湯匙）凱撒沙拉醬（第148 頁）

少許鹽和胡椒

作法
烤箱預熱至 180°C。先煮水煮蛋。將煮好的蛋放入冷水靜置 5 分鐘冷卻。將麵包塊放入烤盤上，用烤箱烘烤 8-10 分鐘。

將生菜切成一口大小的碎片放入混合碗。除了雞蛋外，將所有的其它食材放入攪拌碗混合與調味。之後把沙拉擺盤，將水煮蛋對切或切成四分之一放在最上層。

脆皮五花肉佐羽衣甘藍絲和蕃茄莎莎醬／
Crunchy pulled pork with kaleslaw & tomato salsa

分量	1－2 份
準備時間	15 分鐘
碳水化合物含量	8.6 公克（每份）

烹調工具
混合碗、砧板、刀、刨絲板或食品處
理器刨絲板附件

食材
100 公克（½ 杯）脆皮五花肉（第 167 頁）
10 毫升（2 茶匙）蕃茄莎莎醬（第
155 頁）
鹽和胡椒少許

羽衣甘藍絲
50 公克（2 杯）羽衣甘藍洗淨（可用
甘藍代替）
25 公克（小把）紅色甘藍
30 公克（½ 條）胡蘿蔔

25 公克（½ 顆）紅色洋蔥
30 毫升（2 湯匙）美乃滋（第 152 頁）
5 公克（1 茶匙）南瓜籽
5 公克（1 茶匙）葵花籽
½ 根辣切片（自選）

作法
將五花肉脆皮剝下切成小塊。順著紋
理將豬肉撕成條狀（豬肉溫熱時比
較好撕；這時可以稍微將豬肉加熱一
下），並且與豬皮混合均勻。將蕃茄
莎莎醬加入豬肉攪拌並且調味。
將大致切絲的羽衣甘藍和甘藍放入攪
拌碗。將胡蘿蔔刨細絲放入攪拌碗。
將紅洋蔥切成細絲放入攪拌碗。最後
加入美乃滋和種子類與調味混合即
可。上桌前，將沙拉擺入碗中，上層
灑上豬肉，如果需要，可再添加一些
辣椒。

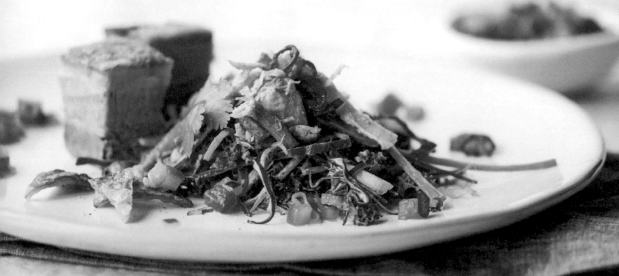

鮪魚尼斯沙拉／Tuna niçoise

分量	1 - 2 份
準備時間	15 分鐘
料理時間	10 分鐘
碳水化合物含量	8.9 公克（每份）

烹調工具

煎鍋、一大鍋沸水、漏勺匙、一碗冷水、攪拌器、計時器、砧板、刀

食材

100 公克（½ 杯）新鮮鮪魚（罐頭也可）

15 毫升（1 湯匙）橄欖油（如果使用新鮮鮪魚）

15 毫升（1 湯匙）法式香醋（第 150 頁）

少許鹽和胡椒

25 公克（4 - 5 根）四季豆去絲

1 - 2 顆雞蛋

50 毫升（¼ 杯以下）醋

100 公克（3 杯）綜合沙拉蔬菜（或其它適合沙拉的綠葉）

100 公克（1 顆小型）蕃茄切片

10 公克（3 - 4 顆）橄欖切片

10 公克（2 茶匙）荷蘭芹切碎

作法

如果使用新鮮鮪魚，用橄欖油在熱鍋上將兩面各煎 20 秒，中間為半熟狀態，過程大約 1 分鐘，之後淋上香醋和鹽與胡椒調味，靜置備用。

將四季豆放入沸水中，川燙 3 分鐘後用漏勺取出放入冷水冷卻，之後將醋倒入沸騰中製作水波蛋（參考第 107 頁）。

將蕃茄、瀝乾四季豆、橄欖、荷蘭芹和剩下的醋汁與綜合沙拉葉攪拌，最後把切片的鮪魚放在沙拉上，搭配水波蛋一起食用，或者以水煮蛋取代。

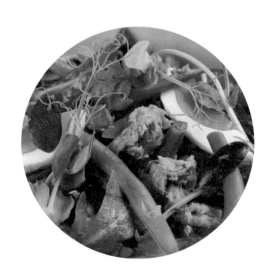

義式蕃茄起司羅勒沙拉／Slow-roasted tomato Caprese salad

分量	4 份
準備時間	10 分鐘
料理時間	1 小時
碳水化合物含量	9.4 公克（每份）

烹調工具

攪拌碗、砧板、刀子、耐烤盤

食材

9 顆蕃茄

45 毫升（3 湯匙）特級初榨橄欖油

少許海鹽和胡椒

50 公克（12 - 13 顆）蘑菇

50 公克（2 - 3 球）新鮮馬札瑞拉起司

90 公克（3 杯）菠菜　葉，洗淨瀝乾

15 公克（2 湯匙）青醬（第 151 頁）

15 公克（1 湯匙）松子，烘烤（參考第 112 頁作法）

30 公克（9 - 10 顆）橄欖（自選）

10 公克（小把葉子）羅勒

作法

烤箱預熱至 100°C。蕃茄對切成 8 塊後放入混合碗，加入 1 湯匙橄欖油、鹽和胡椒攪拌。將一半蕃茄放入烤箱慢火烘烤 1 小時。同時，用一湯匙橄欖油拌炒蘑菇直到軟嫩。30 分鐘後，將蘑菇放入烤箱蕃茄旁，慢火再烘烤 30 分鐘，直到蕃茄熟透。

將馬札瑞拉起司和剩下的蕃茄切片，並用海鹽調味。把烤好的蕃茄和蘑菇從烤箱取出擺盤，之後將新鮮蕃茄和馬札瑞拉起司片放在上層，灑上嫩菠菜。上桌前淋上青醬，並且以松子、橄欖（如果有）和羅勒裝飾即可。

牛肉越式沙拉／
Aromatic beef with Vietslaw

分量	1 - 2 份
準備時間	10 分鐘
碳水化合物含量	12.3 公克（每份）

烹調工具
秤、砧板、刀子、一鍋沸水、漏勺匙、一碗冷水、攪拌碗、刨絲器

食材
100 公克煎沙朗牛排（第 170 頁）或燉椰子牛肉（第 172 頁）
15 公克（1 湯匙）烘烤腰果（參考第 112 頁作法）
5 公克（1 茶匙）新鮮芫荽切碎

越式沙拉
25 公克（½ 杯）四季豆
50 公克（1 杯）紅色甘藍切片
50 公克（1 杯）白色甘藍切片
20 公克（½ 小型）紅色或棕色洋蔥切片
30 公克（½ 根）胡蘿蔔刨細絲
½ 顆酪梨切片
辣椒切片調味
5 公克（1 茶匙）甜豌豆切片
30 毫升（2 湯匙）萊姆香茅沙拉醬（第 149 頁）
5 毫升（1 茶匙）蘋果醋
鹽和胡椒少許

作法
如果使用香煎沙朗牛排，先將牛肉切成 2 毫米薄片；如果使用燉煮椰子牛肉，則切成一口大小的塊狀。

越式沙拉：用熱水川燙甜豌豆 3 分鐘後取出浸泡冷水冷卻，瀝乾水分，與之前準備好的綜合生菜放入混合碗中，加入沙拉醬料混合均勻，靜置 5 分鐘。上桌前將沙拉擺盤，上層放上牛肉，淋上混合碗中剩餘的沙拉醬汁，最後以腰果和芫荽裝飾即可。

烤雞肉串、希臘黃瓜優格醬和黃瓜薄片／
Grilled chicken skewers, tzatziki &
cucumber ribbons

分量	5 份雞肉串
準備時間	15 分鐘
醃漬時間	4 小時至隔夜（自選）
料理時間	15 分鐘
碳水化合物含量	2 公克（每份雞肉串含醬料）

烹調工具

秤、砧板、刀、竹籤（如果使用燒烤，先浸泡在水中 10 分鐘）、攪拌碗、削皮器、甜點匙、烤盤、刨絲器或削皮器、煎鍋或火烤鍋（或燒烤鍋）

食材

150 公克雞大腿或雞胸肉

醃漬醬汁

20 公克（4-5 枝）新鮮迷迭香和／或百里香
1 顆大蒜拍碎
鹽和胡椒少許
15 毫升（1 湯匙）橄欖油
1 顆檸檬汁和表皮

黃瓜絲和希臘黃瓜優格醬

¼ 黃瓜（大約 75 公克）
5 公克（1 茶匙）小茴香籽

50 公克（½ 杯）
原味無糖優格（愈濃愈好）
1 顆檸檬汁和表皮
鹽和胡椒少許

作法

將雞肉切成條狀，串在竹籤上。把所有醃漬醬料倒入碗中混合，均勻抹在雞肉上。抹好醬料的雞肉放在盤子上，靜置冰箱冷藏入味至少 4 個小時。用中火在火烤盤（或煎鍋）將雞肉串烤熟，每面大約需要 5 分鐘，過程中要不時翻轉。

將黃瓜縱向切成兩半，挖出的種子和水分做為黃瓜優格醬之材料備用。黃瓜再對半切，全部共切 4 份。其中兩份用削皮器小心刨成黃瓜薄片，另外 2 片備用。

烤箱預熱至 180°C。

黃瓜優格醬：用烤盤將小茴香籽烘烤 4 分鐘。將優格與檸檬皮和檸檬汁混合後加入小茴香籽，以鹽和胡椒調味，之後慢慢分批拌入之前預留的黃瓜碎片，直到你想要的濃稠度（我個人喜歡濃稠一點）。上桌前將黃瓜薄片與黃瓜優格醬混合，擺在雞肉串旁即可。

茄子羊肉漢堡、菲達起司甜菜根醬與甘藍沙拉／

Lamb burger with aubergine bun, feta beetroot relish & kaleslaw

用一些美味的茄子代替廉價難吃的漢堡包，讓漢堡升級。是的，你或許不得不放棄舊有的飲食習慣，但以這種方式，你的生活還是擁有美味漢堡！

分量	3 - 4 份
準備時間	15 分鐘
料理時間	15 分鐘
碳水化合物含量	11.3 公克（每份漢堡、甜菜根醬和甘藍沙拉）

烹調工具

秤、刨絲器、碗、鍋蓋、煎鍋、烤箱盤

食材

500 公克羊絞肉
1 顆洋蔥切丁
5 公克（1 茶匙）小茴香粉
1 顆大蒜拍碎
少許鹽和胡椒
橄欖油（料理用）
1 條茄子，切成 1 公分厚圓狀
1 顆蕃茄切片
20 公克起司（自選，每個漢堡）
1 小把沙拉葉（自選）
100 公克（1 杯）羽衣甘藍絲（第 137 頁）

甜菜根醬

50 公克（1 顆小型）生甜菜根
15 毫升（1 湯匙）白酒醋
15 毫升（1 湯匙）橄欖油
15 毫升（1 湯匙）水
50 公克（中型）菲達起司磨碎

作法

烤箱預熱至 180°C。

甜菜根醬： 甜菜根去皮磨成碎泥狀放入碗中。將醋、橄欖油和水倒入鍋中煮沸，倒入甜菜根並蓋上鍋蓋，用小火煮 5 分鐘後，靜置甜菜根到完全冷卻，再拌入菲達起司。

將羊絞肉、洋蔥、小茴香、大蒜、鹽和胡椒放入碗中混合，做成與茄子切片相同大小的餡餅。用橄欖油煎餡餅，直到兩面稍微上色再移到烤箱托盤上。烘烤時間根據餡餅的大小，大約 6 分鐘。同時，將煎鍋洗淨，倒入橄欖油，將茄子每面各煎約 2 分鐘。當羊肉餡餅烤好後，夾在兩片茄子中間。如果需要，可在羊肉餡餅上加一些蕃茄、起司和沙拉葉。上桌前，可將甘藍絲沙拉和甜菜根醬擺在漢堡的旁邊。我的特製烤脆片（第 179 頁）也是很棒的配菜。

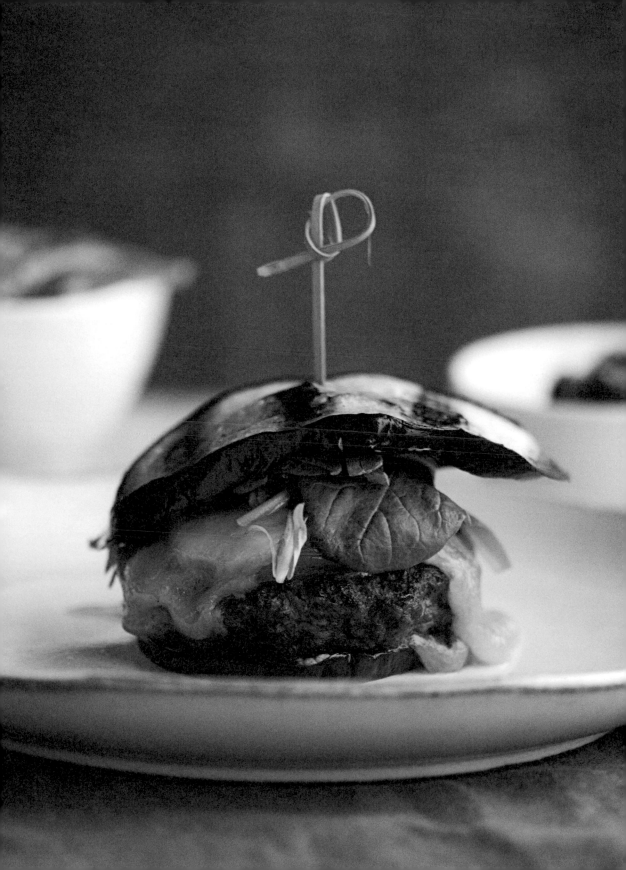

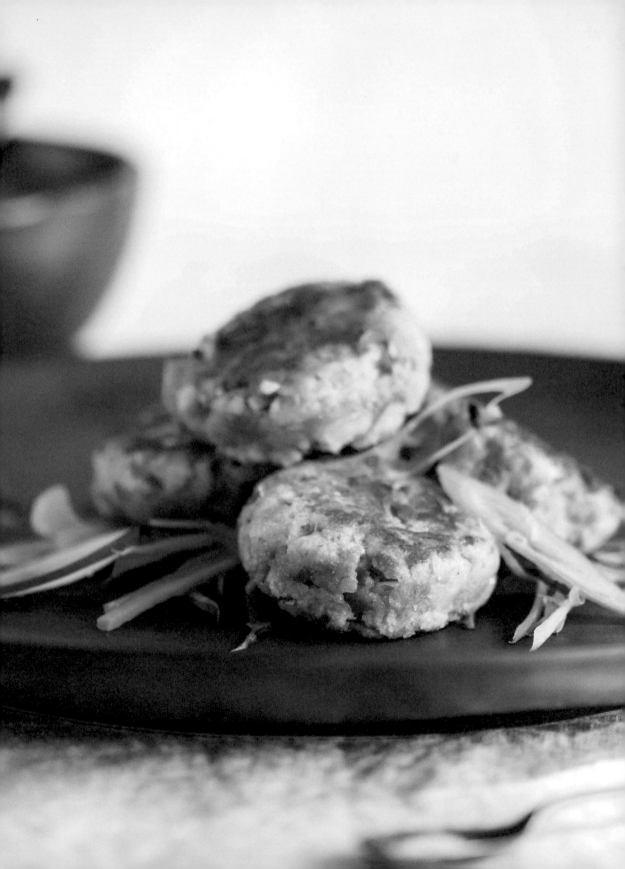

泰式魚餅／Thai fish cakes

這份美味的午餐可佐清淡的沙拉，或者搭配沾醬作為小吃。做好的魚餅可以冷凍，需要時再加熱食用。

分量	2 份
準備時間	15 分鐘
料理時間	15 分鐘
碳水化合物含量	12 公克（每份，包含沾醬）

烹調工具

秤、砧板、小刀、攪拌碗、耐烤不沾鍋

食材

魚餅

300 公克熟魚（罐裝鮭魚或鮪魚也可）
1 顆洋蔥切丁
1 顆甜椒（紅或綠）切丁
5 公克（1 茶匙）薑磨碎
1 顆大蒜拍碎
15 公克（1 湯匙）芫荽切碎
2 顆雞蛋打散
1 根辣椒去籽切丁（如果你喜歡吃辣，你可以連籽一起加下去）
45 公克（3 湯匙）椰子粉
15 毫升（1 湯匙）橄欖油

沾醬

30 毫升（2 湯匙）萊姆香茅沙拉醬（第149 頁）
5 毫升（1 茶匙）甜辣醬
15 公克（1 湯匙）新鮮芫荽切碎
1 根青蔥切片
10 毫升（2 茶匙）日本無麩質醬油（tamari）
1 顆萊姆汁
10 毫升（2 茶匙）芝麻油

作法

烤箱預熱至180°C。除了橄欖油以外，將所有魚餅的食材混合均勻靜置 5 分鐘，讓椰子粉吸收水分。將魚餅做成喜歡的大小，雙面用橄欖油微煎再放入烤箱烘烤 3-4 分鐘。

沾醬：將所有食材混合即可。

上桌前，將楔形萊姆片和沾醬放在魚餅旁。若採取極低碳飲食，你可以將沾醬換成芫荽辣椒醬（參見第 152頁）。

奶油雞肉、花椰菜米飯、黃瓜優酪和椰子印度烤餅／Butter chicken, cauliflower pilau, raita & coconut naan

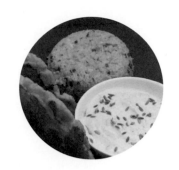

讓朋友留下深刻的印象！最好提前一天做好，再根據需要重新加熱。用營養密集的原料取代麵粉和澱粉，再加上健康的脂肪和蔬菜，多麼美味的健康食品！

分量	3 - 4 份
準備時間	30 分鐘
醃漬時間：	隔夜
料理時間	45 分鐘
碳水化合物含量	18.6 公克（每份，包括所有配菜）

烹調工具

砧板、小刀、食物處理機、秤、網架和烤盤、攪拌碗、濾篩、煎鍋

食材

500 公克雞大腿或雞胸肉切成三塊
少許鹽和胡椒

醃漬醬料

200 公克（1 杯）原味無糖優格
10 公克（2 杯）小茴香籽
2 顆大蒜
10 公克（5 公分）新鮮薑去皮
20 公克（2 湯匙）蕃茄醬
10 公克（1½ 茶匙）芫荽粉
10 公克（1½ 茶匙）印度綜合香料
（garam masala）

醬料

2 顆洋蔥切丁
15 公克（1 湯匙）奶油
4 球完整大蒜
1 根肉桂（或 5 公克／1 茶匙肉桂粉）
新鮮辣椒或卡宴辣椒調味
30 公克（2 湯匙）腰果
1 罐 400 毫升蕃茄切碎
250 毫升（1 杯）鮮奶油
15 公克（1 湯匙）新鮮芫荽切碎

配菜 1：椰子印度烤餅

50 公克（7 湯匙）椰子粉
少許鹽
少許烘焙粉
少許烘焙小蘇打粉
4 顆雞蛋打散
25 毫升（5 茶匙）椰奶
少許油（料理用）

配菜 2：白花椰菜米飯

200 公克（1½ 杯）（第 178 頁）

配菜 3：黃瓜優格醬

100 公克（½ 杯）（使用第 141 頁希臘黃瓜優格醬，但不加黃瓜薄片）

作法

醃漬醬汁：將所有醃漬醬汁食材放入食物處理器攪拌。將雞肉放入醃漬醬料中靜置一夜入味，並且讓優格將雞肉軟化。

第二天，預熱燒烤架，將雞肉放在燒烤架上燒烤（預留醃漬醬汁以作為醬料），直至雞肉開始呈淺褐色後調味，過程大約 8 分鐘。之後取出雞肉放在盤子上備用。這時雞肉仍未熟；最後它將與醬汁一起煮熟，以確保雞肉多汁鮮嫩。

製作醬料：以奶油拌炒洋蔥，直到洋蔥出水呈淡褐色，之後加入香料和腰果，以中火大約拌炒 2 分鐘。

加入切碎的蕃茄，以小火煮 5 分鐘。將肉桂棒取出（如果有），把醬料倒入食物處理機攪成泥。用濾篩過濾醬汁（可以跳過），加入雞肉和剩餘醃漬汁、鮮奶油和新鮮芫荽煮沸並燜煮 4 分鐘，將雞肉完全煮熟，同時使各種食材風味融合。

椰子印度烤餅：把所有烤餅食材混合均勻靜置 5 分鐘。加熱煎鍋後倒入少許油。將烤餅麵糊倒入煎鍋抹平，兩面各煎 1-2 分鐘再放到盤子備用。上桌前搭配奶油雞肉和喜歡的配料，與朋友一起享用。

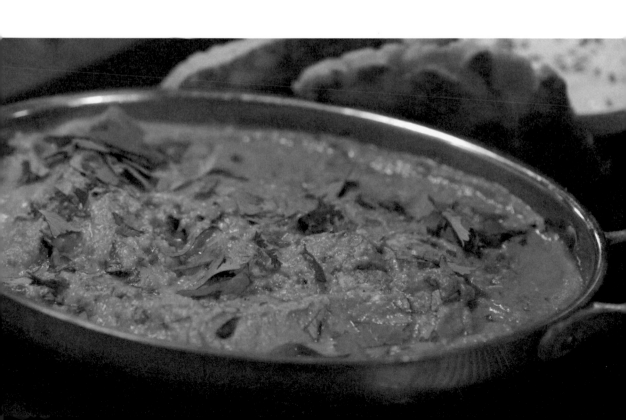

調味料與沙拉醬

市售的那些糖、水和關華豆膠含量愈多的調味料，其利潤也就愈高。出於這個原因，大多數市面上的調味料和沙拉醬並不符合營養的需求，而且採取 LCHF 飲食也要避免這些問題。大多數自製的調味料和沙拉醬本質都是 LCHF，並且含有滋養的成分。我們可以動手做一些經典美味的醬料，不僅省錢，還能增添用餐的樂趣和多樣性。我們的食譜將為你示範製作這些廚房要角是多麼的容易。

凱撒沙拉醬／Caesar dressing

搭配凱撒沙拉（第 136 頁）最完美的沙拉醬。

分量	150 毫升（大約以上）
準備時間	15 分鐘
碳水化合物含量	0.07 公克（每 1 湯匙）

烹調工具

刨絲器、砧板、刀、攪拌碗、攪拌器、儲存容器

食材

30 毫升（2 湯匙）美乃滋（第 152 頁）
10 毫升（2 茶匙）蘋果醋
50 公克（中型）硬義式起司磨碎（帕馬森、格拉那帕達諾起司或義大利佩格里諾起司為首選）
3 隻鯷魚切碎
2 顆大蒜拍碎
60 毫升（4 湯匙）水
15 公克（1 湯匙）嫩香草切碎（荷蘭芹或紅蔥頭也可）
鹽和胡椒少許

作法

把所有食材和調味料放入碗中攪拌均勻，放入罐子或密閉容器中，冷藏保存可長達一星期。

萊姆香茅沙拉醬／Lime & lemongrass dressing

這個美味驚人的沙拉醬冷藏可保存一個月，小家庭可以將分量減半。

分量	1 公升（4 杯）
準備時間	15 分鐘
碳水化合物含量	0.4 公克（每 1 湯匙）

烹調工具

砧板、刀子、攪拌機或食物處理機、細網篩、乾淨儲存容器

食材

300 公克（2 杯）新鮮薑去皮稍微磨碎
200 公克（1½ 杯）檸檬香茅粗切
100 公克（大約 3 根）辣椒去籽粗切
6 顆萊姆汁和表皮
30 公克（1 杯）克菲爾萊姆葉（自選）
8 顆大蒜
60 毫升（4 湯匙）芝麻油
90 毫升（6 湯匙）魚露
100 公克（4 杯）薄荷葉
100 公克（4 杯）芫荽葉
375 毫升（1½ 杯）水

作法

將所有食材放入手持電動攪拌機或食物處理機快速攪拌 20-30 秒。用細網篩過濾，將沙拉醬裝入合適的容器內放入冰箱冷藏。使用前搖勻，因為油水會自然分離。

法式香醋／French vinaigrette

這款香醋的秘訣在於要靜置一段時間，好讓風味自然熟成，過程大約三星期。

分量	500 毫升（2 杯）
準備時間	8 分鐘
碳水化合物含量	0.1 公克（每 1 湯匙）

烹調工具

混合碗、攪拌器或食品處理機、測量罐、秤、乾淨罐子或瓶子

食材

85 毫升（⅓ 杯）蘋果醋或白酒醋

15 毫升（1 湯匙）第戎芥末

300 毫升（1¼ 杯）橄欖油

2 顆大蒜

15 公克（3 根）新鮮百里香

15 公克（3 根）新鮮迷迭香

5 公克（1 茶匙）胡椒粒

2 片月桂葉

10 公克（2 茶匙）鹽

作法

將醋和芥末混合。之後慢慢將油倒入醋和芥末混合物中直至完全融合，加入剩餘食材後裝瓶。

你也可以略過慢速攪拌的部分，大致將所有食材混合在一起，不過油醋汁會分離；記得使用前要搖動，或者使用食物處理器將醋、芥末和油混合均勻，再添加剩下的食材。

青醬／Pesto

只要做一小罐，就能讓你一星期的食物加分。

分量	200 毫升（1 罐）
準備時間	15 分鐘
碳水化合物含量	0.3 公克（每 1 湯匙）

烹調工具

刨絲器、食品處理機或手持電動攪拌器或瓶式攪拌機、乾淨玻璃罐

食材

50 公克（中型）硬義式起司（帕馬森、格拉那帕達諾起司或義大利佩格里諾起司為首選）

100 公克（4 杯）羅勒葉

30 克（2 湯匙）烘烤松子（參考第 112 作法）

15 公克（1 湯匙）腰果

1 顆大蒜

50 公克（1½ 杯）芝麻菜

125 毫升（½ 杯）橄欖油或特級初榨橄欖油

15 毫升（1 湯匙）水

鹽和胡椒少許

作法

將起司磨成粉放入適合手持電動攪拌器攪拌的容器，除了油和水之外，將其餘的食材加入。慢慢倒入油持續攪拌，直到青醬開始乳化。之後加入一點水，讓青醬保持乳狀，最後加入調味料時再攪拌一次。將做好的青醬裝入密封罐中冷藏，並且在二個星期內食用完畢。

美乃滋／Mayonnaise

製作容易，冷藏在冰箱中可保存一周半，而且是各種醬料和沙拉醬的基礎。這是一個很棒的食譜，你可以製作一大罐。是否已經心動而想清洗消毒密封罐了呢？

分量	600 毫升（1 罐）
準備時間	15 分鐘
碳水化合物含量	0.03 公克（每 1 湯匙）

烹調工具

混合碗和攪拌器或食品處理機、測量罐、密閉容器

食材

3 顆雞蛋
15 公克（1 湯匙）芥末（法式第戎、原粒芥末或英式為首選）
15 毫升（1 湯匙）蘋果醋
少許鹽和胡椒
500 毫升（2 杯）橄欖油
15 毫升（1 湯匙）水（視情況再加）

作法

在餐廳的廚房裡，我們有食物處理機可以很豪邁地製作美乃滋。如果你也有，我強烈建議你使用它。其次，我喜歡用一般橄欖油來製作美乃滋，因為相較於特級初榨橄欖油，它的味道比較溫和不會「走味」。

不過你才是老大，所以不妨試驗一下，看看你喜歡哪一種。另外，美乃滋的酸味我建議使用醋（醋酸）來代替檸檬（檸檬酸），因為檸檬與橄欖油反應後會產生苦味。最後，我被教導使用全蛋，過程中我從未發現有任何不妥，不僅可以增加分量，還可以減少蛋白的浪費。

將雞蛋打入攪拌碗或食物處理機，加入芥末、醋和調味料。開始攪拌（或啟動食物處理器），並且慢慢滴入橄欖油。隨著混合物變濃稠（大約倒入一半的油），可以提高添加油的速度。一旦油融合後，你可以根據需要用一些水調整稠度並調味。將製作好的美乃滋裝入密閉容器中，放入冰箱冷藏可保存長達 10 天。

這份美乃滋是許多其它沙拉醬和醬料的基礎，如添加切碎的酸豆、小黃瓜、青蔥和香草即可做成塔塔醬；或者添加切碎的辣椒和芫荽搭配我們的泰式魚餅，非常美味（第 145 頁）。

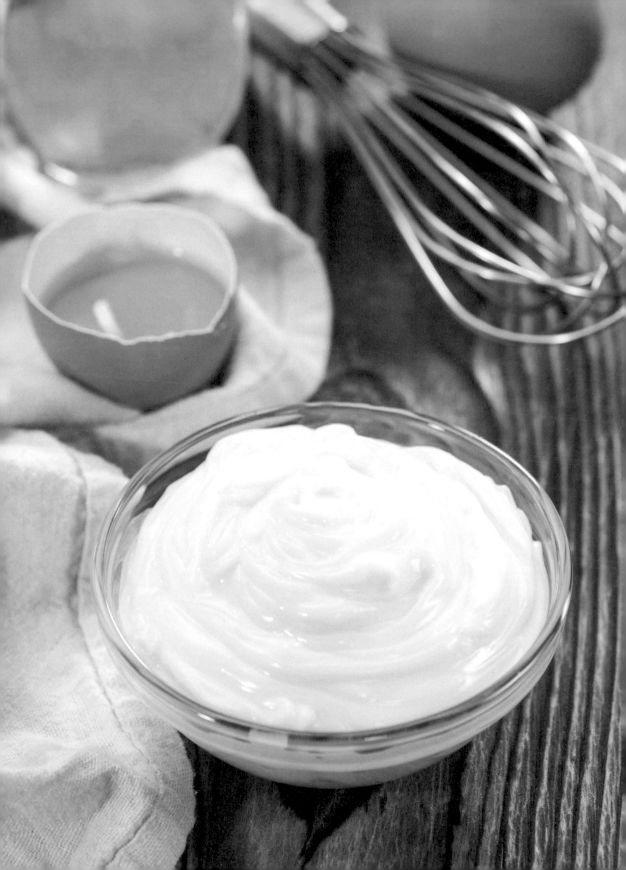

酪梨醬／Guacamole

提到 LCHF 烹飪，酪梨肯定是不可少的主食材料，不僅富含脂肪和風味獨到，同時可為菜餚增添豐富的美味。

分量	6 - 8 份
準備時間	15 分鐘
碳水化合物含量	0.1公克（每1湯匙）

烹調工具

砧板、刀、攪拌碗或手持電動或瓶式攪拌機（如果要製作泥醬）

食材

3 顆熟酪梨
1 顆紅辣椒切碎（去籽較不辣）
2 顆萊姆汁
25 公克（2 湯匙）新鮮芫荽切碎
½ 顆大蒜磨碎
少許鹽和胡椒
30 毫升（2 湯匙）特級初榨橄欖油（或 60 毫升（4 湯匙）增加酪梨醬柔滑度）
30 毫升（2 湯匙）水（增加酪梨醬的滑柔度）

作法

如果你沒有機器，則將酪梨切成小塊或你喜愛的大小，再添加其它食材並且調味。做好的成品只能保存 1-2 天。

我個人喜歡細緻的酪梨醬，要做到這一點，首先除了油之外，先將所有食材放入食物處理機內攪拌，當混合物呈柔滑狀時，開始慢慢倒入油，方法如同製作美乃滋；成品將呈光滑濃稠狀。你不妨試一下，我們真的很喜歡！

蕃茄莎莎醬／Tomato salsa

在夏天，我不用烹調的方式做莎莎醬，而是在我需要時，將所有配料放在室外蓋上蓋子，讓陽光直射一小時；太陽的熱量會使蔬菜呈半熟狀態，但不會破壞它們充滿活力的風味或口感。

分量	3 - 4 份
準備時間	15 分鐘
料理時間	20 分鐘，外加 15 分鐘靜置時間
碳水化合物含量	0.4 公克（每 1 湯匙）

烹調工具

砧板、刀、攪拌碗（不要鋁製材質）、鍋子。

食材

2 熟蕃茄切丁
1 紅洋蔥切丁
¼ 顆大蒜
15 公克（1 湯匙）新鮮芫荽切碎
2 顆萊姆汁
1 顆青椒（你喜愛的顏色）切丁
1 根青蔥，切細
1 - 2 根辣椒（依個人喜好）去籽切碎
15 毫升（1 湯匙）醋
20 毫升（2 湯匙）特級初榨橄欖油
芹菜鹽（自選）調味
少許鹽和胡椒

作法

將所有食材放入混合碗中拌勻，讓鹽和醋汲取莎莎醬中的液體。靜置 15 分鐘後，將水瀝出倒入鍋中，取出大約四分之一的混合物放入鍋中煮沸，並且燜煮 10 分鐘收汁。這個步驟可活化蕃茄中的天然果膠。一旦煮熟的混合物冷卻後，將其拌入剩餘的四分之三莎莎醬內並且冷藏。果膠有助於莎莎醬變濃稠。冷藏可保存長達 1 周。

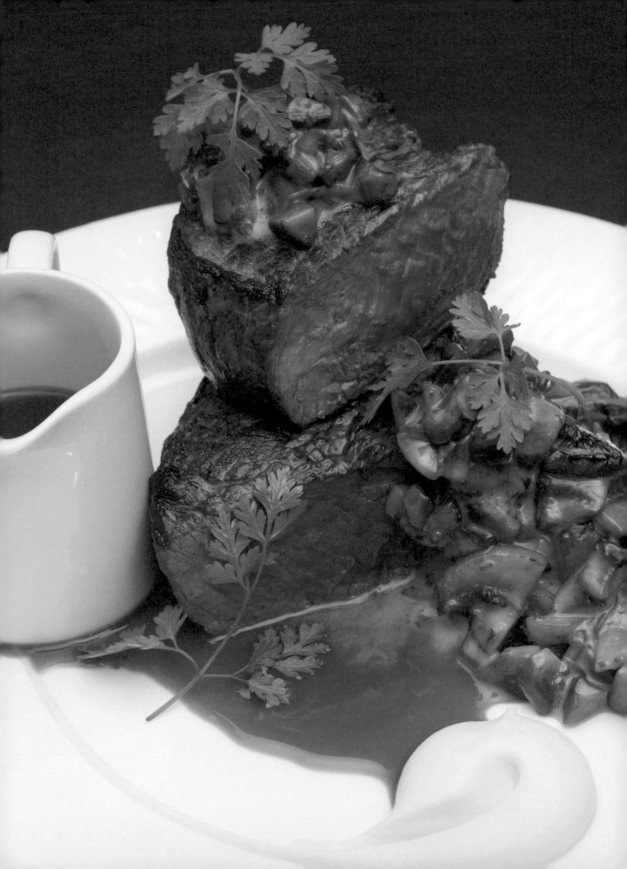

晚餐

這些食譜希望有助於你為自己和他人料理晚餐。有一些食譜是我們餐廳的食譜,我希望你嘗試做做看,並且與朋友和家人分享。記住,請你的肉販先將肉切好,或許你希望每人的分量介於 120 公克至 150 公克,這完全取決於你的個人需求。運用你的判斷力,讓肉販幫忙,或者以超市肉類包裝上的食品標籤作為指南。當特價時,一次購買大量優質的肉類和鮭魚是不錯的方法,然後將它們分批包裝,將你還用不到的食物冷凍起來(鮭魚先去骨,並且將所有食物用保鮮膜緊緊包覆)。之後在接下來的幾周,你可以分批將需要的部分解凍料理。

贏家的烤雞大餐來了！

烤雞配綠色蔬菜和美味烤肉汁／ Winner, winner, chicken dinner! （Roast chicken） with green vegetables & rich roast gravy

誰不喜歡星期日香噴噴的烤雞？吃不完的雞肉和蔬菜（如果有的話）則是完美的隔夜午餐。一隻 1.5-1.7 公斤的雞可餵飽大約 4 個人。

分量	4 份
準備時間	20 分鐘
料理時間	1 個小時 40 分鐘
碳水化合物含量	9.2 公克（每份，包括配菜）

烹調工具

刀子、大烤盤、大鍋沸水加鹽、中型鍋、漏勺

食材

3 顆洋蔥去皮對切
3 根胡蘿蔔，切塊
2 根歐洲防風草，切塊
1 隻 1.5 - 1.7 公斤放山雞
50 公克（¼ 杯）奶油
少許鹽和胡椒調味
10 公克（2 茶匙）新鮮迷迭香切碎
10 公克（2 茶匙）新鮮百里香切碎
10 公克（2 茶匙）新鮮奧勒岡切碎
2 球整串大蒜對切
2 顆檸檬對切
100 公克（5 片）煙燻培根
60 毫升（4 湯匙）鮮奶油

配菜

300 公克（3 杯）球芽甘藍（或四季豆或蘆筍，視季節而定）
1 顆綠花椰菜，分成小花狀
15 公克（1 湯匙）鮮奶油

作法

烤箱預熱至 180°C。將準備好的蔬菜（洋蔥、胡蘿蔔、歐洲防風草）放在烤盤上，將雞放在上面。用奶油塗抹雞肉和調味。將香草、大蒜和半顆檸檬放入雞腔內部。將培根縱向對折，放在雞和蔬菜之間，以免培根烤焦，之後將烤盤放入預熱的烤箱烘烤大約 80 分鐘。

30 分鐘後，稍微將蔬菜和烤雞攪拌一下，舀起烤盤內的肉汁淋在雞肉上。當 80 分鐘烤好後，取出烤雞和培根放在大盤子上。慢慢從雞腔內取出香草、檸檬和大蒜，然後將它們放入烤盤內，與烤盤內的蔬菜再放到烤箱中烘烤 20 分鐘。這時用錫紙和毛巾將雞肉和培根蓋好，靜置至少 20 分鐘。將球芽甘藍放入沸水中煮 3 分鐘，再

放入綠花椰菜再煮 3 分鐘；如果你有使用四季豆或蘆筍，這時可與綠花椰菜一起放入煮 3 分鐘。將煮好的蔬菜瀝乾，放在另一個鍋子裡，加入奶油和一些鹽與胡椒調味後靜置鍋中保溫備用。

把烤好的蔬菜從烤箱取出放在一個大盤子裡，然後將烤盤內的肉汁倒入中型鍋裡。在烤盤中加入少許水，輕輕刮下烤盤底部的沉澱物倒入肉汁鍋。以大火加熱肉汁使其收汁。將雞肉放到砧板上，並將任何的肉汁倒入肉汁鍋中。以你想要的方式切割雞肉，並搭配蔬菜和培根擺盤。將鮮奶油倒入肉汁中繼續煮 2 分鐘，這就是美味濃郁的醬汁，搭配鮮美多汁的烤雞肉和蔬菜。

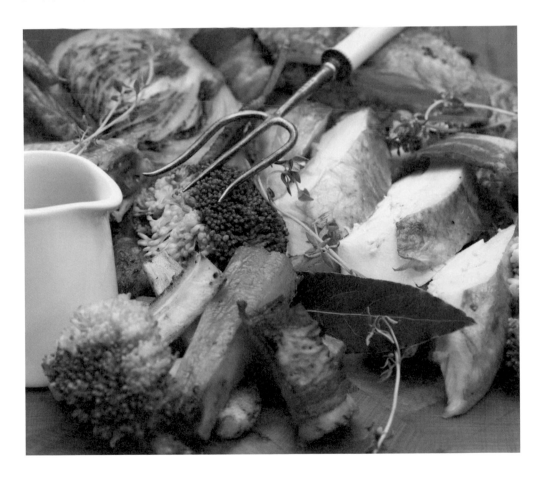

煙燻魚餅佐豌豆和鮮蝦／Smoked fish pie with peas & prawns

一個必勝的贏家，永遠有許多吃不完的食物。冷凍起來也不錯。你可以自由選擇愛吃的魚，鮭魚就很棒。

分量	3 - 4 份
準備時間	15 分鐘
料理時間	45 分鐘
碳水化合物含量	9.6 公克（每份）

100 公克（1 杯）蘆筍或綠花椰菜或四季豆
15 公克（1 湯匙）奶油
鹽和胡椒少許

烹調工具

砧板、刀、中型鍋、秤、烤盤、大鍋沸水加鹽、漏勺

食材

1 - 2 顆洋蔥切丁
1 - 2 顆胡蘿蔔切丁
1 根芹菜切丁
100 公克（15 - 20 朵）蘑菇切丁
30 公克（2 湯匙）奶油
250 毫升（1 杯）鮮奶油
1 片月桂葉（自選）
½ 顆檸檬皮（自選）
150 公克煙燻魚，切成一口狀
250 公克白魚（比目魚、多利魚等）
30 公克（2 湯匙）冷凍豌豆
100 公克冷凍蝦
3 - 4 份鮮奶油泥（第 177 頁）
50 公克（中型）現磨切達起司
3 - 4 顆半熟水煮蛋（第 106 頁）；每人 1 顆

作法

烤箱預熱至180°C。用奶油拌炒洋蔥、胡蘿蔔、芹菜和蘑菇（如果有）後，加入奶油、月桂葉和檸檬皮（如果有），煮沸後再煨煮 5 分鐘收汁。加入魚再煨煮 3 分鐘，隨後加入豌豆和蝦，並將所有混合物倒到烤盤上，讓混合物靜置冷卻 20 分鐘，這可促使混合物更容易呈泥狀。

先從邊緣開始，用湯匙將烤盤內的食材搗碎呈泥狀，灑上起司，放入烤箱烘烤 30 分鐘。

在餡餅快烤好之前，準備料理雞蛋，並且將綠色蔬菜放入沸水中煮 3 分鐘後瀝乾，放入空鍋並加入奶油和鹽與胡椒調味。上桌前將熱魚餅和奶油綠色蔬菜與半熟水煮蛋擺盤即可。

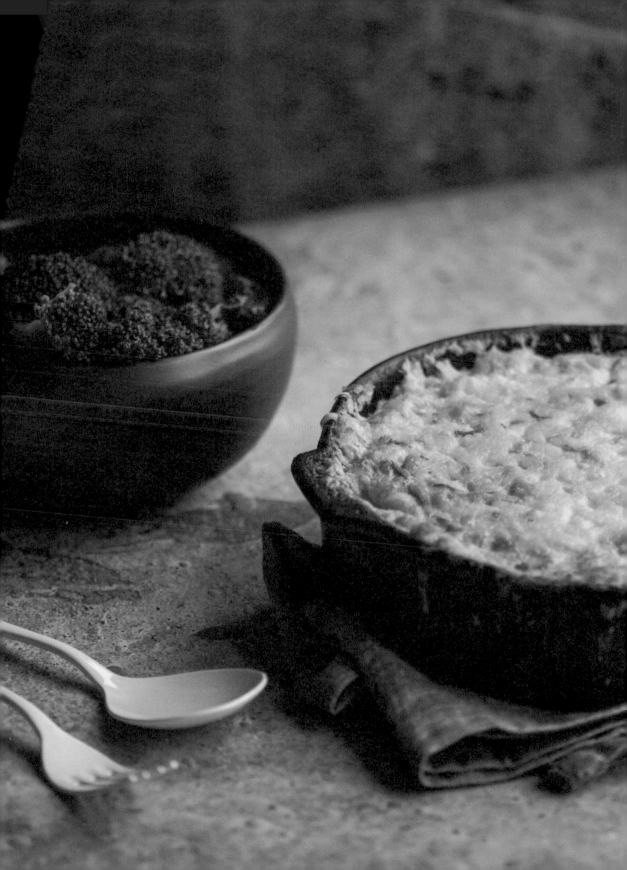

芝麻烤鮭魚佐清炒蔬菜／
Sesame-roasted salmon with stir-fried vegetables

多脂的鮭魚肉與脆皮是一份絕佳的美食。15 分鐘內即可搭配清炒蔬菜上桌。

分量	4 份
準備時間	30 分鐘
料理時間	12 分鐘
碳水化合物含量	6.1 公克（每份，包括配菜）

烹調工具

砧板、刀、鍋鏟、耐烤煎鍋或普通煎鍋加烤箱盤（先放入烤箱預熱）、大煎鍋或炒鍋

食材

4 條 120 - 150 公克帶皮鮭魚排
15 毫升（1 湯匙）日式無麩質醬油（tamari）
5 毫升（1 茶匙）芝麻油
5 公克（1 茶匙）芝麻

清炒蔬菜

1 - 2 顆洋蔥切絲
1 - 2 顆甜椒（任何顏色）切片
1 - 2 顆小白菜切片
100 公克（1 顆中型）綠花椰菜，分成小花狀再對切
100 公克（2 杯）豆芽
100 公克（1 杯）甜豌豆切片
50 公克（10 - 12 朵）蘑菇切片
10 公克（5 公分）新鮮薑去皮切碎
1 顆大蒜切碎
20 毫升（4 茶匙）橄欖油
15 毫升（1 湯匙）日式無麩質醬油（tamari）
5 毫升（1 茶匙）芝麻油
少許五香粉（自選）

上桌

15 公克（1 湯匙）烘烤松子（自選，參考第 112 頁作法）
½ 根青蔥切片（自選）

作法

烤箱預熱至 200°C。將要清炒的蔬菜切片。

混合無麩質醬油和芝麻油，放入鮭魚浸泡大約 1 分鐘，再用紙巾擦乾表面的水分，並且將魚肉那一面沾上芝麻。用中至大火預熱煎鍋後，將鮭魚皮朝下放入鍋中煎，此時輕壓一下鮭魚，以確保鮭魚皮與鍋表面接觸。大約 3-4 分鐘後，魚皮將開始變脆，這時將鍋子移到烤箱（或將魚移到預熱的烤箱托盤中）烘烤 4 分鐘。

加熱炒鍋或大煎鍋並倒入橄欖油，放入所有蔬菜，包括生薑和大蒜拌炒2分鐘，再放入其餘食材炒至蔬菜嫩脆。將魚從烤箱取出靜置2分鐘，將魚汁淋在清炒蔬菜上。上桌前將鮭魚放在蔬菜或大黃瓜麵條（第177頁，取代蔬菜）上擺盤，如果你喜歡，可以撒上堅果和青蔥。

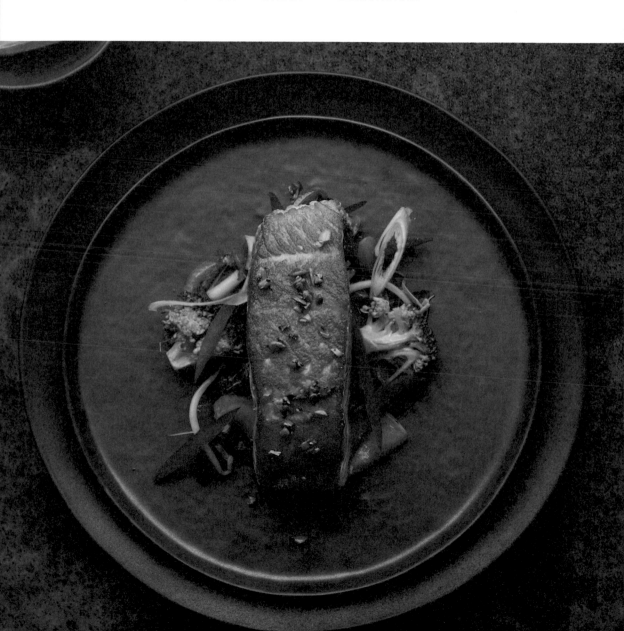

牛肉雞肝肉丸佐義式燉茄子與松子／
Beef & chicken-liver meatballs with caponata & pine nuts

美味的內臟料理是義大利和法國孩子從小到大的經典，我則是很在意廚房裡傳來的那種奇怪又倒胃口的氣味究竟是什麼（抱歉，媽媽）。如果你不熟悉內臟，那麼這個食譜可以幫助你克服恐懼！請肉販幫你準備比例為三比一的牛絞肉和碎雞肝。肝臟可使風味更有層次，同時也富含多種維生素。

分量	3 - 4 份
準備時間	30 分鐘，外加 15 分鐘冷卻時間
料理時間	1 個小時
碳水化合物含量	11 公克（每份）

烹調工具

砧板、刀、食物處理機、2 個煎鍋、攪拌碗

食材

肉丸

300 公克牛絞肉

100 公克雞肝

1 顆洋蔥切丁

1 顆大蒜拍碎

15 毫升（1 湯匙）橄欖油

5 公克（1 茶匙）新鮮百里香切碎

5 公克（1 茶匙）新鮮迷迭香切碎

5 公克（1 茶匙）乾燥奧勒岡

15 毫升（1 湯匙）蕃茄醬

15 公克（1 湯匙）新鮮荷蘭芹切碎

少許鹽和胡椒

1 顆蛋打散

蕃茄醬

1 顆洋蔥切丁

1 顆大蒜切碎

15 毫升（1 湯匙）橄欖油

100 毫升（¼ 罐）罐頭蕃茄切碎

15 公克（1 湯匙）新鮮羅勒粗切

義式燉茄子

1 條茄子粗切

30 毫升（2 湯匙）橄欖油

1 顆紅洋蔥切丁

1 顆甜椒（任何顏色）切丁

10 公克（2 茶匙）酸豆切碎

20 公克（7 - 8 顆）橄欖粗切

少許鹽和胡椒

15 毫升（1 湯匙）白酒

125 毫升（½ 杯）水

15 公克（1 湯匙）蕃茄醬

作法

肉丸：將一半牛絞肉和全部雞肝放入
食物處理機，用瞬間轉速攪拌直到肉
質融合。用橄欖油拌炒洋蔥和大蒜，
加入百里香、迷迭香和奧勒岡，用中
火煮2分鐘，然後加入蕃茄醬煮1分
鐘關火倒入碗中，加入荷蘭芹和調味
料攪拌均勻靜置15分鐘冷卻，再加入
剩餘的碎肉和打散的蛋液。將所有混
合物拌勻，取少量用煎鍋烹調，並試
味道如何。通常不需要任何油，但如
果開始黏鍋，你可以加一點油。過程
中慢慢調整鹽、胡椒、香草等的分量，
直到你滿意。將做好的肉丸放入冰箱
靜置30分鐘備用。

蕃茄醬：煎鍋擦乾淨，用中火將洋蔥
和大蒜爆香1分鐘後，加入蕃茄轉小
火燜煮10分鐘。

茄子：煎鍋倒入橄欖油，煎茄子直到
茄子變色後，加入洋蔥、甜椒、酸豆
和橄欖，繼續煎1-2分鐘後用鹽和胡
椒調味。隨後加入白酒、水和蕃茄醬，
並用中火煮5分鐘後關火蓋上鍋蓋。
從冰箱取出肉丸餡料，製成大約高爾
夫球大小的肉球。將肉丸煎3-4分鐘
微微上色後，倒入蕃茄醬再燉煮10分
鐘。一旦肉丸煮熟後，加入羅勒攪拌，
並淋上義式茄子醬。如果你喜歡，可
搭配松子和一些切碎的新鮮香草作為
裝飾。

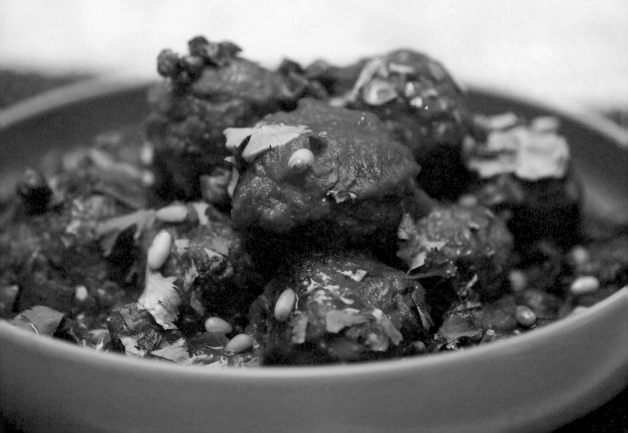

蘑菇洋蔥燉牛肉／Wine-braised beef stew with mushrooms & onions

燉菜可增添食物的美味，所以非常適合在沒那麼慵懶的星期天料理。做好的燉牛肉可以冷凍，而且永遠是家人的最愛。

分量	4 份
準備時間	15 分鐘
料理時間	1.5 小時
碳水化合物含量	5.5 公克（每份）

烹調工具

砧板、刀、附鍋蓋大砂鍋、煎鍋

食材

100 公克（12 顆）醃漬小洋蔥去皮
50 公克（10 - 12 朵）蘑菇對切
1 - 2 顆洋蔥切丁
100 公克（1 根中型）胡蘿蔔切滾刀塊
25 公克（½ 根小型）歐洲防風草切滾刀塊
500 公克嫩肩里脊牛排（牛肩肉也可）
1 - 2 枝百里香
4 顆大蒜切碎
165 毫升（⅓ 杯）紅酒
250 毫升（1 杯）雞高湯或水
5 公克（1 茶匙）蕃茄醬
10 公克（2 茶匙）第戎芥末（英式或原粒芥末也可）
少許鹽和胡椒調味

作法

烤箱預熱至 160°C。將準備好的蔬菜放入砂鍋中。加熱煎鍋煎牛肉呈褐色（應該不需要任何油），然後將其與其它所有食材放入砂鍋中，蓋上鍋蓋放入烤箱烘烤 1.5 - 3 個小時（煮太久肉會分解）。 如果你有多功能烤箱或慢燉鍋，你可以在上班前將時間設定在 3 小時後關閉保溫。
上桌前可搭配一些鮮奶油泥（第 177 頁）和綠色蔬菜。

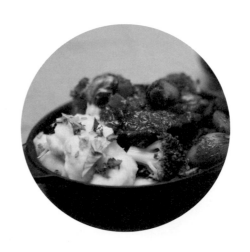

五花肉配清炒蔬菜／
Crispy pork belly with stir-fried vegetables

一旦豬皮烤到酥脆，它就會一持保持酥脆。所以，如果你想在沙拉上灑一些酥脆的豬皮，你可以多做一點，這樣意味著明天的午餐就在冰箱裡等著你。

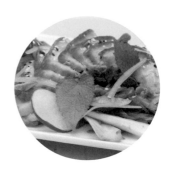

分量	4 份
準備時間	20 分鐘
料理時間	1.5 小時
碳水化合物含量	7.1 公克（每份，包括蔬菜）

烹調工具

砧板、小刀、附烤架的烤盤、鍋子、手持電動攪拌器

食材

1 公斤自由放牧五花肉
15 毫升（1 湯匙）無麩質醬油（tamari）
5 毫升（1 茶匙）芝麻油
5 公克（1 茶匙）五香粉
2 球整串大蒜對切
500 毫升（2 杯）水
125 毫升（½ 杯）白酒
1 份清炒蔬菜（第 162 頁）

醬料

250 毫升（1 杯）來自烹調豬肉的醬汁
45 毫升（3 湯匙）無麩質醬油（tamari）
15 毫升（1 湯匙）魚露
10 公克（5 公分）新鮮薑去皮拍碎
50 公克（⅓ 杯）黑芝麻籽

作法

烤箱預熱至 220°C。將醬油、芝麻油和五香粉抹在五花肉的肥肉上，注意不要抹在豬皮上，因為可能會燒焦。將大蒜放在烤盤的烤架上，將豬皮面朝上，放在大蒜上層，放入烤箱烘烤箱 12-15 分後，將溫度降至 170°C，然後在豬肉下的烤盤內倒入水和酒，繼續烘烤 1 至 1 個半小時，直到豬肉能夠很輕易地剝開。烤好的豬肉先靜置在砧板上備用。

製作醬汁：將烤好的豬肉汁倒入鍋中，煮沸收汁到大約三分之二。將已煮到柔軟的蒜瓣從豬皮上取出，放入肉汁中，並且加入醬油、魚露和生薑。用手持電動攪拌器快速將醬汁打成醬，這有助於脂肪與醬汁融合，增加醬汁的濃稠度。最後在拌入芝麻後倒入醬汁瓶內備用。

料理清炒蔬菜。

切開豬肉上的酥脆豬皮切成碎片。上桌前可在豬肉上灑一些碎豬皮，並搭配蔬菜和芝麻醬。

橄欖油羊肉配甜菜根、烤南瓜和小茴香佐辣味奶油起司／

Olive-oil-poached lamb rump with beetroot, roast pumpkin & cumin labneh

這份食譜稍微複雜一點，但成果令人驚訝，尤其是羊肉與辣奶油起司（labneh，去乳清的辣優格）的絕配風味。你不妨試一下，讓你的朋友和自己留下深刻的印象。烹飪這道菜時若有一個溫度探針會很方便。

分量	4 份
準備時間	35 分鐘，外加製作去乳清辣起司（labneh）
料理時間	1.5 小時
碳水化合物含量	11.8 公克（每份）

烹調工具

2 個碗、細紗布或拭盤薄巾、大篩子、大鍋沸水加鹽、秤、砧板、刀、烤盤、大空鍋、溫度探針、煎鍋

食材

辣味奶油起司（Labneh）

250 毫升（1 杯）原味無糖優格
10 毫升（2 茶匙）檸檬汁
3 公克（½ 茶匙）小茴香粉
鹽和胡椒少許

羊肉

600 公克羊腎腰肉
250 毫升（1 杯）橄欖油
1－2 枝迷迭香
10 胡椒粒
1 月桂葉
10 公克（2 茶匙）鹽
1 球整串大蒜對切

配菜

150 公克（2 顆中型）甜菜根
200 公克南瓜，切成 8 塊楔形狀
15 毫升（1 湯匙）橄欖油
鹽和胡椒少許

作法

將辣味奶油起司的食材倒入中型碗混合，把細紗布鋪在篩子上，將碗內的優格混合物刮入篩網中，把紗布邊緣綁起來，並且在下端放一個空碗，連同篩子和空碗與優格一起放入冰箱，靜置過篩濾出乳清。過濾乳清的時間愈長，奶油起司也就愈濃稠，若要達到軟起司的口感可靜置一整天。

烤箱預熱至 180°C。將整顆甜菜根放入沸水中直到軟嫩（一顆中型甜菜根大約需要 45 分鐘）。將楔型南瓜抹油和調味後，放入烤箱烘烤 30 分鐘。當蔬菜在烹調時，將羊肉放入大鍋浸泡橄欖油，放入香草、香料和大蒜，將油加熱到感覺很燙但尚未冒泡泡。把溫度探針放進肉裡，煮到你喜歡的

熟度——我發現 58°C 是羊肉最理想的選擇；過程大約需要將近 1.5 小時。一旦甜菜根煮熟，將其取出放入冷水浸泡冷卻 2 分鐘，以方便去皮。將甜菜根皮剝除（你或許要戴上手套），切成小塊或粗塊狀，依照你喜歡的大小。將切好的甜菜根放到烤箱內的南瓜旁保溫。一旦南瓜變軟，關掉烤箱，將烤箱門半開透氣。

加熱煎鍋，將煮熟的羊肉上色，使表皮面呈酥脆狀，過程大約 4 分鐘。隨後將羊肉放到砧板上靜置 2-3 分鐘（油泡羊肉靜置所需的時間較短）。上桌前將甜菜根和南瓜放在盤子上，羊肉切成小塊狀擺在蔬菜旁再加一點辣味奶油起司即可。

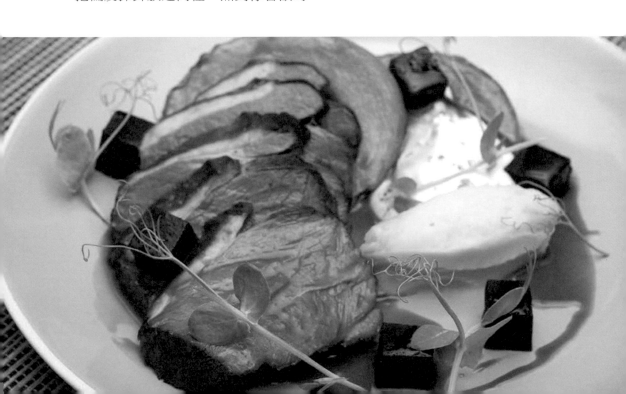

香煎沙朗配塊根芹醬、松露菠菜、甘藍和烤蘑菇／

Pan-fried sirloin with celeriac purée, truffled spinach, kale & roast mushroom fondue

瘦肉塊傳統上是搭配豐富的醬汁和華麗的裝飾。這就是法國料理憑直覺以增加牛排或魚的柔軟質地，並且使其具有更高的脂肪含量以滿足味蕾。這道菜餚肯定會讓你的晚餐之約留下深刻的印象，而且做法非常簡單。

分量	4 份
準備時間	40 分鐘
料理時間	40 分鐘
碳水化合物含量	5.2 公克（每份）

烹調工具

砧板、刀、小鍋、大鍋沸水加鹽、漏勺、2 個煎鍋、食物處理機、攪拌碗

食材

塊根芹泥

1 顆洋蔥切碎

15 公克（1 湯匙）奶油

200 公克（1 顆）塊根芹（celeriac）去皮切碎

60 毫升（4 湯匙）鮮奶油

5 公克（1 茶匙）新鮮百里香切碎

170 毫升（⅔ 杯）雞高湯或水

沙朗牛排

5 毫升（1 茶匙）椰子油、橄欖油或澄清奶油（料理用）

4 份 150 公克沙朗牛肉（請肉販切好或檢查包裝上的重量）

10 公克（2 茶匙）奶油

1 枝百里香

1 顆大蒜拍碎

鹽和胡椒調味

蘑菇醬

125 毫升（½ 杯）荷蘭醬（第 124 頁）

100 公克（15 - 20 朵）蘑菇切丁

15 公克（1 茶匙）奶油

10 公克（2 茶匙）新鮮紅蔥頭細切

5 公克（1 茶匙）龍蒿切碎

配菜

150 公克（5 杯）甘藍葉

150 公克（5 杯）菠菜葉

30 公克（2 湯匙）奶油

10 毫升（2 湯匙）松露油（自選）

作法

塊根芹醬：在鍋中加入奶油拌炒洋蔥直到出水軟化後，加入塊根芹、奶油、百里香和雞高湯或水。煮沸後再煨煮20-25分鐘，直至塊根芹變軟後靜置稍微冷卻，再攪拌至呈柔滑狀。

製作荷蘭醬，做好後先蓋上蓋子。將羽衣甘藍放入沸水中川燙2分鐘後，用漏勺取出瀝乾冷卻。

先用中火加熱油或澄清奶油後煎牛排，每30秒翻面一次以均勻受熱。一旦牛排上色煎大約2分鐘後，加入奶油、百里香、大蒜和調味料。再繼續煎2分鐘——每30秒翻面一次——然後取出牛排靜置5分鐘。這

種方法可以使五分／七分熟的牛排釋出其中的肉汁。如果你喜歡更熟的牛排，你可以多煎幾分鐘。

用第二個煎鍋加入奶油拌炒蘑菇直到呈金黃色後倒入攪拌碗調味，並且添加細香蔥和龍蒿拌勻。之後舀一些荷蘭醬加入炒蘑菇內混合均勻。

用奶油拌炒菠菜，隨後加入川燙的甘藍，並淋上松露油（如果有）。

上桌前擺盤，將蔬菜放在盤子上，牛肉稍微切片，並且在放上盤子前，將內側調味一下。最後舀一匙塊根芹醬放在牛肉旁，並且在牛肉上淋一些蘑菇醬即可。

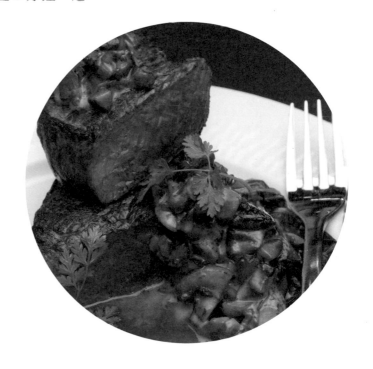

椰子燉牛肉佐南瓜泥配小黃瓜與芫荽沙拉／

Slow-cooked coconut beef with pumpkin purée, cucumber & coriander salad

這道料理不僅份量足，味道也相當清爽，還有富含膠質的牛頰肉。如果買不到牛頰肉，我建議可使用切塊　肩里脊牛排代替。

分量	4 份
準備時間	15 分鐘
料理時間	2 小時
碳水化合物含量	8.7 公克（每份）

烹調工具

煎鍋、砂鍋、砧板、刀、小鍋、攪拌機、大鍋、攪拌碗

食材

牛肉

500 公克牛頰肉或切塊嫩肩里脊

300 毫升（1¼ 杯）椰奶

500 毫升（2 杯）水

2 克菲爾萊姆葉（自選）

2 根新鮮辣椒對切

2 根檸檬香茅拍碎

50 公克（13 公分）新鮮薑去皮切碎

少許鹽和胡椒調味

南瓜泥

15 毫升（1 湯匙）橄欖油

1 顆洋蔥切片

200 公克（⅓ 小顆）南瓜去皮去籽粗切

5 公克（2 - 3 公分）新鮮薑片去皮切碎

250 毫升（1 杯）水

小黃瓜和芫荽沙拉

100 公克（½ 小條）小黃瓜切成絲狀，作法如第 141 頁）

15 公克（1 湯匙）烘烤腰果（參考第 112 頁作法）

15 公克（1 湯匙）芝麻

30 毫升（2 湯匙）萊姆和檸檬香茅醬（第 149 頁）

30 公克（1 杯）豆芽

15 公克（1 湯匙）新鮮芫荽切碎

作法

烤箱預熱至 160°C。用熱煎鍋微煎牛肉後（應該不需要任何油）放入砂鍋。將其它的牛肉食材加入砂鍋，保留四分之一的香草（萊姆、檸檬香茅、薑），以便在長時間燜煮過程中陸續將新鮮香草加到醬料中。將砂鍋放入烤箱烘烤約 2 小時。

同時間，將油倒入小鍋中拌炒薑、洋蔥和南瓜直到出水後，倒入水燜煮 30 分鐘直至軟嫩。將煮好的蔬菜濾出，用攪拌機將南瓜搗成泥然後調味。

當牛肉燉好後取出，把剩餘的液體倒入大鍋中，加入剩下的新鮮香草，並且盡快收汁。同時間來製作沙拉，將小黃瓜絲和其它食材混合，輕輕地揉搓。當醬汁收汁變濃稠時，在每個盤子上放入一些牛肉，淋上醬汁，上層放上沙拉，舀一些南瓜泥放在牛肉的一邊。最後可以用櫻桃蘿蔔切片和新鮮蒔蘿裝飾。

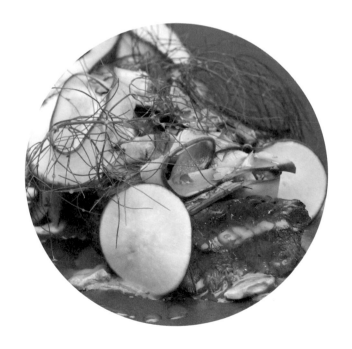

炸豬排配炒蛋、蘆筍和塔塔醬／

Pork schnitzel with fried egg, asparagus & tartar sauce

這道經典佳餚一直以來是許多餐廳必備的菜單，不可否認它的確讓人難以抗拒。
其中你也可以用雞肉來取代豬肉，同時也可以用另一種「麵包屑」來包覆肉。
我發現使用杏仁粉可以為肉類帶來絕妙的口感。

分量	4 份
準備時間	20 分鐘
料理時間	20 分鐘
碳水化合物含量	6.3 公克（每份）

烹調工具

2 個大型淺碗、砧板、刀、煎鍋、烤盤、
一鍋沸水加鹽

食材

豬排

1 - 2 顆蛋打散（視豬肉多寡而定）
100 公克（1 杯）杏仁粉
600 公克豬排
鹽和胡椒調味
15 公克（1 湯匙）奶油

配菜

4 - 8 顆雞蛋（每個人 1 - 2 顆）
300 公克（3 杯）蘆筍（或四季豆，
視季節而定）
60 毫升（4 湯匙）塔塔醬（第 152 頁）

作法

烤箱預熱至 170°C。將打散的蛋液和
杏仁粉分別放在大淺碗中。縱向切開
每片豬肉大約 1 公分左右。用重型器
具拍打豬肉，將豬肉拍平（肉錘是一
個完美的工具，但擀麵杖或厚重的平
底鍋也可以）。

把豬肉拍扁至大約 0.5 公分的厚度
後，將豬肉浸入蛋液中，然後將其放
在盤子上，同時再將其餘肉片沾上蛋
液。用鹽和胡椒將豬肉調味。接下
來，將沾上蛋液的豬肉裹上杏仁粉並
放在另一個盤子上。重複這個步驟，
直到所有的肉片完成。用奶油將豬排
每面煎至金黃色，再移至烤盤放入烤
箱烘烤 6-8 分鐘。

用奶油炒蛋和川燙蘆筍 2 分鐘直至軟
嫩。上桌前將炸豬排和蘆筍與雞蛋一
起擺盤，最後淋上塔塔醬或任何你喜
愛的醬汁。蕃茄莎莎醬（第 155 頁）
搭配這道佳餚也很美味，但我的最愛
還是塔塔醬。

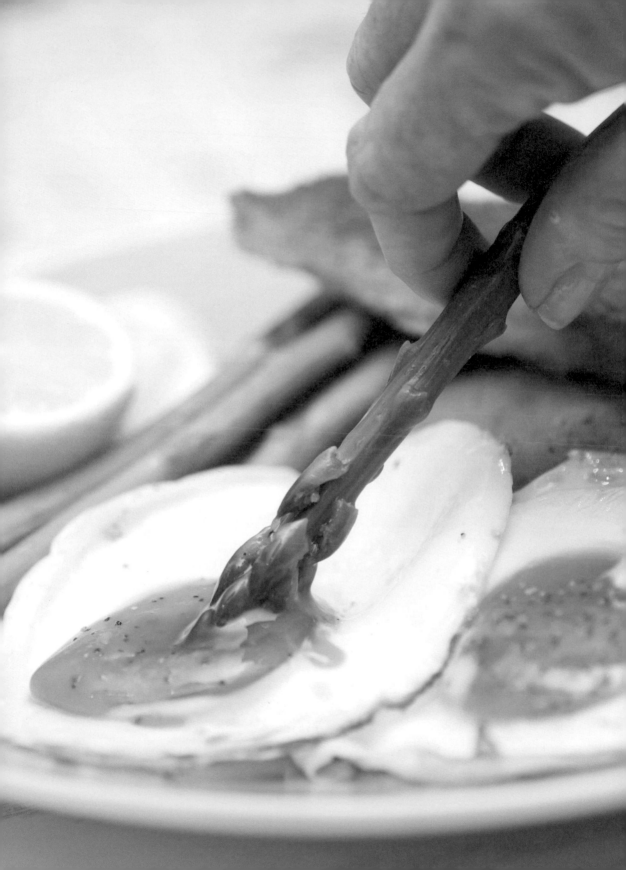

麵食呢？

有時有些食物要互相搭配才能突顯美味。香腸和馬鈴薯泥、咖哩和米飯，麵包和任何東西……多到數不完。以下食譜旨在填補膳食計畫美中不足的地方，但不會讓你踏入糖尿病前期的門檻。同時它們比那些粗飽的食物，如長久以來的麵食更加營養。

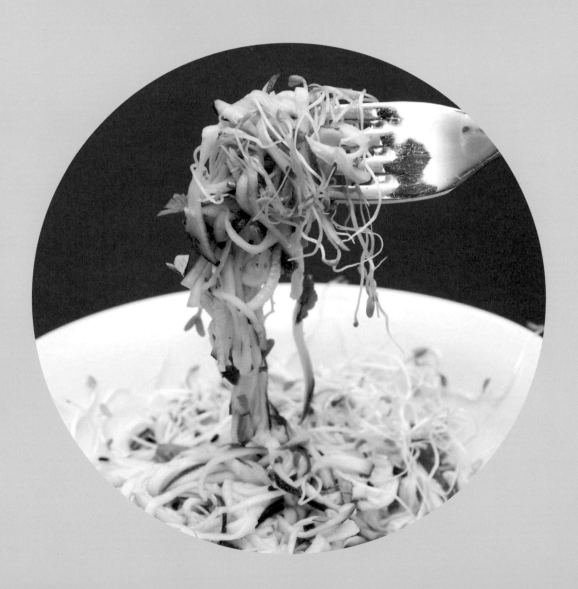

節瓜麵條／ Courgette noodles

最完美的麵食替代佳餚。

分量	2 份
準備時間	10 分鐘
料理時間	3 分鐘
碳水化合物含量	2.3 公克（每份）

烹調工具

多功能食物分切器、砧板、刀、煎鍋

食材

2 - 3 條節瓜
少許鹽和胡椒調味
5 毫升（1 茶匙）橄欖油

作法

將節瓜刨成約 2 公分厚的條狀並切成長絲。用鹽和胡椒調味後，用橄欖油輕輕拌炒。你可以將節瓜麵條冷藏，然後直接從冰箱取出煮 2 分鐘後搭配義大利麵醬，或者以你需要的方式搭配主餐。

如果你不想切成條狀，你也可以使用刨絲削皮器，或者使用簡單的削皮器做成薄平絲狀風格的「寬麵條」，料理法如上。

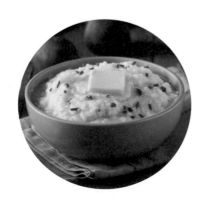

鮮奶油泥／ Creamy mash

低碳美味又簡單。

分量	3 - 4 份
準備時間	10 分鐘
料理時間	30 分鐘
碳水化合物含量	5 公克（每份，使用塊根芹）

烹調工具

砧板、刀、大鍋沸水、漏勺、食物處理機或手持電動攪拌機或搗碎器

食材

1 顆中型白花椰菜
1 顆塊根芹去皮，切成 2-3 公分方塊狀（自選）
125 毫升（½ 杯）鮮奶油
50 公克（¼ 杯）奶油
少許鹽和胡椒

作法

將去皮切成小塊的蔬菜放入鍋中，加入其它的配料，燉煮 20-30 分鐘後瀝出水分，並保留瀝出的水。將蔬菜、鮮奶油、奶油和調味料放入攪拌機（或任何你使用的工具），打成你喜歡的濃度，過程中可加入瀝出來的水調整；也可隨心加入香草、芥末或優格等，例如添加一顆蛋黃使顏色呈金黃色。這份鮮奶油泥可作為魚餡餅（第 160 頁）的上層裝飾。

白花椰菜米飯／Cauliflower rice

經典的低碳食譜，快速且多樣化。

分量	2 - 3 份
準備時間	10 分鐘
料理時間	10 分鐘
碳水化合物含量	2.7 公克（米飯）； 5.1 公克（燴飯）； 以每份計算

烹調工具

砧板、刀、食物處理機、附鍋蓋的鍋子

食材

½ 顆中型白花椰菜，切成小花
20 公克（4 茶匙）奶油
60 毫升（4 湯匙）水
少許鹽和胡椒調味

作法

將生白花椰菜處理至看起來像米粒。
熱鍋將奶油融化後拌炒花椰菜 1 分鐘，
隨後加入水、鹽和胡椒粉，蓋上鍋蓋，
用小火煮 6-8 分鐘。與傳統米飯類似，
花椰菜米保留一點口感會更好吃。

花椰菜燴飯變化版／Pilau variation

低碳美味又簡單。

食材

1 顆洋蔥切丁
1 顆大蒜拍碎
3 公克（½ 茶匙）薑拍碎
20 公克（4 茶匙）奶油或椰子油
少許鹽和胡椒調味
3 公克（½ 茶匙）印度綜合香料（garam masala）
3 公克（½ 茶匙）芫荽粉
3 公克（½ 茶匙）薑黃
白花椰菜米飯（作法如上）

作法

熱鍋將奶油融化拌炒洋蔥、大蒜和生薑
直到出水變軟。放入香料和半生不熟的
白花椰菜米飯攪拌均勻。

香烤脆片／Oven chips
不吃不可的脆片！

分量	2 份
準備時間	5 分鐘
料理時間	30 分鐘
碳水化合物含量	9.2 公克（每份）

烹調工具
砧板、刀、烤盤鋪上烘焙紙、攪拌碗

食材
1 顆塊根芹
1 顆歐洲防風草
60 毫升（4 湯匙）橄欖油
少許鹽和胡椒調味
幾枝迷迭香（自選）
幾顆大蒜，不要剝皮（自選）

作法
烤箱預熱至 170°C。像剝柳橙一樣剝除塊根芹的表皮，像削胡蘿蔔一樣削除歐洲防風草的表皮。將塊根芹切成你想要的厚片或薄片。將歐洲防風草的根莖切掉，並將其切成與塊根芹一樣大小。將橄欖油、鹽和胡椒，以及蔬菜放入碗中攪拌，並且拌入迷迭香和大蒜（如果有），放入烤盤上烘烤 25-30 分鐘，或者更長的時間，視情況而定。

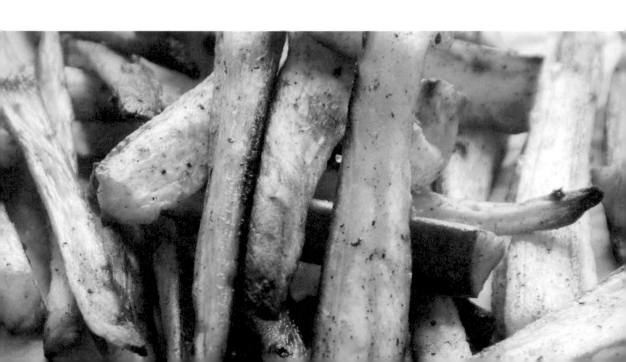

低碳麵包／Low-carb bread

鬆軟又好吃，這款「麵包」值得一試。而且只要將麵團放入土司模烘烤，即可製成切片麵包；放入馬芬或杯子蛋糕模可製成小麵包，或者是將麵團捲成球型放上烤盤。每種料理都有受限或特定的食物，LCHF 也是，但 LCHF 的獨特魅力是不僅富含營養，而且令人飽足。這個配方使用少量的洋車前子纖維粉，這有助於吸收水分並將水分保存在麵包中，你可以在超市和任何當地的健康食品商店買到。

分量	1 條土司或（約 12 片）6 個小麵包
準備時間	15 分鐘
料理時間	25 分鐘
碳水化合物含量	3.3 公克（每份，2 片或 1 個小麵包）

烹調工具

耐油紙（自選）、馬芬烤盤或土司模或烘烤盤、攪拌碗、刮刀

食材

油或奶油，用於耐油烤盤（自選）

150 公克（1½ 杯）杏仁粉（杏仁果 almond）

45 公克（8 湯匙）洋車前子纖維粉

10 公克（3 茶匙）烘焙粉

5 公克（1 茶匙）鹽

60 毫升（4 湯匙）特級初榨橄欖油（或融化奶油）

4 顆雞蛋打散

100 公克（½ 杯）酸奶油

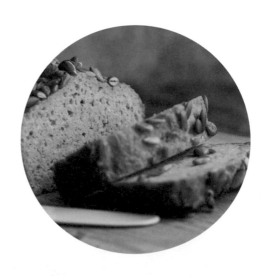

作法

烤箱預熱到 160°C。將馬芬盤或土司模上油，或在耐油紙上塗一層薄薄的油。

將所有的麵包配料放入碗中攪拌均勻靜置 10 分鐘；洋車前子纖維粉會吸取大量水分，並使混合物凝聚成一團。當麵團粘性降低後，將麵團揉成球形放入烤盤，或者放入上油的馬芬烤盤或土司模。放入烤箱烘烤 25 分鐘（土司）或 12 分鐘（馬芬或小圓麵包）。為了檢查是否烤好，你可以用叉子在中間戳戳看，取出時不沾黏即表示已經烤好。

變化版

加入任何比例 100 公克你最喜歡的種子即可做成多樣化的麵包。罌粟籽、亞麻籽、芝麻籽、南瓜籽和葵花籽都是絕佳的選擇。

這份食譜可省略酸奶油，只要將橄欖油的原本數量提高至 120 毫升（½杯）和多加 35 毫升的水，這樣即是不含乳製品的麵包。

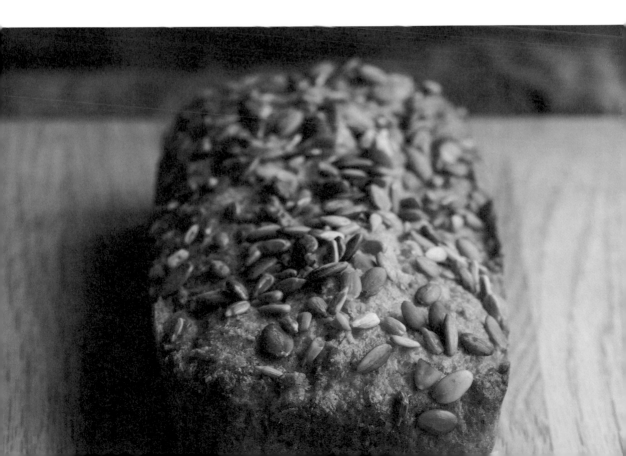

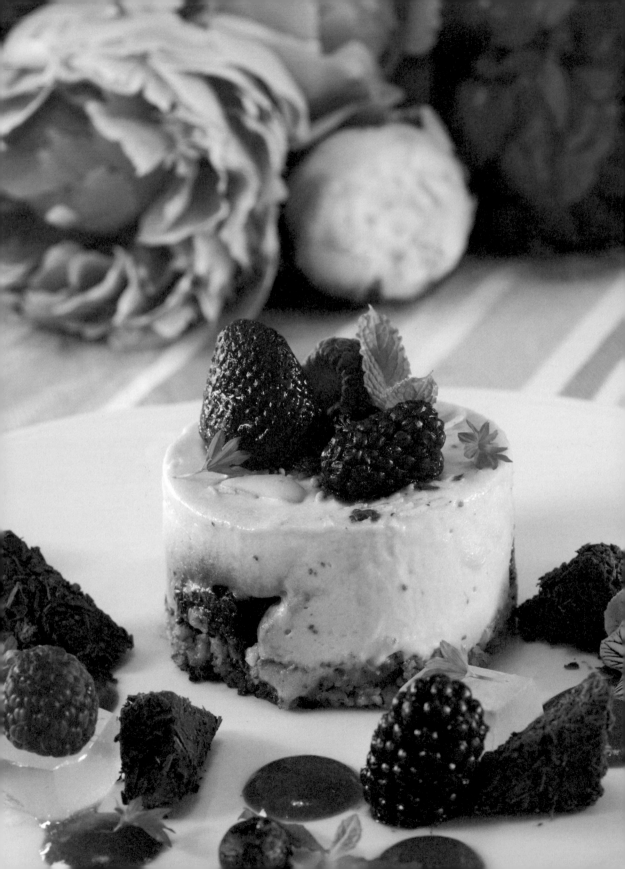

甜點

我必須承認，無論是習慣、還是身為廚師的訓練，有時我喜歡用美味和頹廢的點心來為一餐劃下完美的句點。這些甜點食譜示範如何一邊保持 LCHF 生活方式，一邊享受甜味。我們仍然強調用高營養成分的全食物來製作，幫助你在不偏離正軌的同時放縱一下。

椰子球／Coconut balls

快樂的一小口——小心別淪陷了！

分量	16 份
準備時間	20 分鐘
料理時間	1 小時
碳水化合物含量	2.6 公克（1 球）

烹調工具

刀、砧板、鍋子、攪拌器、烤盤

食材

150 公克黑巧克力（85%）
60 毫升（4 湯匙）鮮奶油
50 公克（¼杯）椰子絲（或脫水椰子肉）
15 公克（1 湯匙）椰子油

外層

30 公克（2 湯匙）杏仁碎片
30 公克（2 湯匙）椰子絲

作法

烤箱預熱至 160°C。用大刀將巧克力切成碎片，將鮮奶油煮沸後，倒入巧克力攪拌融化。接下來，加入椰子絲和椰子油攪拌均勻後放入冰箱冷藏 1 小時。

同時間，將杏仁放入烤箱烘烤 4 分鐘，拿出來搖動或攪動杏仁以確保烘烤均勻，再放回烤箱烘烤 3-4 分鐘。烤好的杏仁應呈淺金黃色，將它們放在盤子上冷卻。

將巧克力糊揉成 16 顆球狀，並且滾上杏仁碎片和椰子絲。做好的椰子球可放入密閉容器內，置於冰箱冷藏可保存 1-2 周。

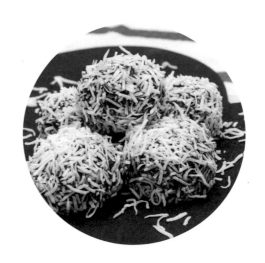

花生巧克力脆片／Chocolate brittle peanut butter creamy delight

這個食譜即不繁瑣也不花哨，但肯定很美味，大約 10 分鐘即可完成。

分量	5 - 6 份
準備時間	10 分鐘
料理時間	20 分鐘
碳水化合物含量	6.3 公克（每份）

烹調工具

一鍋熱水、耐熱碗、食物處理機或研磨杵和研砵、攪拌碗、攪拌器、鋪上烘烤紙的烤盤

食材

巧克力脆片
100 公克黑巧克力（85%）
100 公克（½ 杯）無穀物格蘭諾拉麥片（第 112 頁）

花生鮮奶油

60 公克（4 湯匙）無糖花生醬
125 毫升（½ 杯）鮮奶油，稍微打發
少許甜菊葉（木糖醇）調味

作法

將巧克力放入耐熱碗隔水加熱至呈柔滑狀。將無穀物格蘭諾拉麥片放入食物處理機中攪拌後倒入巧克力並攪拌。將巧克力糊平鋪在烘焙紙上放入冰箱冷卻，形成酥脆口感（大約 20 分鐘）。同時間，將花生醬和鮮奶油拌勻，並用甜菊葉調味。上桌前，將巧克力脆片剝成碎片沾花生醬食用。

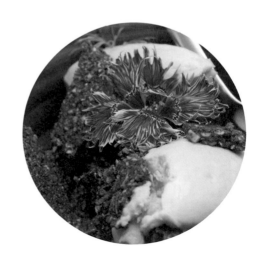

莓果藏紅花巧克力松露／ Berry & saffron chocolate truffles

晚餐後動人心弦的美食，你可以事先做好，然後在眾人的期盼下呈現。

分量	10 份
準備時間	20 分鐘
料理時間	1 小時
碳水化合物含量	4.1 公克（每份 1 個）

烹調工具

鍋子、攪拌機或攪拌碗和手動攪拌器、小型淺容器、一鍋熱水、刀、混合碗

食材

60 毫升（4 湯匙）鮮奶油
60 毫升（4 湯匙）莓果泥（第 187 頁）
少許藏紅花（自選）
150 公克黑巧克力（85%），切碎
7 公克（1 湯匙）可可粉
10 顆新鮮覆盆子

作法

將鮮奶油、莓果醬和藏紅花（如果有）放入鍋中煮沸後倒入攪拌器（或混合碗），再加入巧克力並攪拌至呈光滑濃厚狀。最好是用攪拌機攪拌，因為可以產生更乳化的巧克力醬，不過這個配方使用手動攪拌器也可。將做好的巧克力醬放到淺層容器中靜置冰箱冷藏 1 小時。

巧克力成形後切成正方形，刀子先浸泡熱水可幫助切出漂亮的切割面。將可可粉放入碗中並加入切好的巧克力塊，將巧克力每面裹上巧克力粉後放入密封容器中。冷藏可保存 2 週，冷凍可保存 3 個月。若冷凍食用前需先退冰，並且在頂端加上新鮮覆盆子。

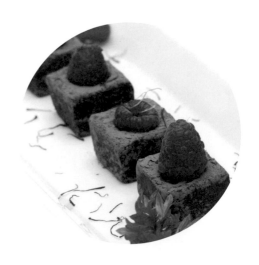

堅果碎片／Rocky road slice

是的，這個含有吉利丁，但不要害怕，這只是增長廚藝的好方法。將堅果碎片切成 15 公克的立方體，與眾不同的口感就是這些小點心的秘密。

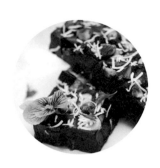

分量	大約 20 片
準備時間	20 分鐘
料理時間	1.5 小時
碳水化合物含量	3.3 公克（每片）

烹調工具

瓶裝攪拌機或手持電動攪拌機、濾篩、攪拌碗、秤、2 個鍋子、小型塑膠容器、刀、砧板、耐烤碟子、大盤子、切片托盤

食材

15 公克（1 湯匙）榛果
15 公克（1 湯匙）杏仁
15 公克（1 湯匙）夏令營果仁
15 公克（1 湯匙）去殼開心果
50 公克（3 - 4 顆）椰子球（第 184 頁）
180 公克黑巧克力（85%）
75 毫升（5 湯匙）鮮奶油
少許椰絲或椰乾，裝飾用

莓果凍

200 公克（2 杯）綜合冷凍莓果
1 片吉利丁

作法

莓果泥：將冷凍莓果放入攪拌機打成泥，大約 1 分鐘直到呈平滑狀。用濾篩過濾，取出 100 公克莓果泥以製作果凍，其餘可放入優格或類似食物中。莓果泥冷藏可保存 5 天。

莓果凍：吉利丁用冷水泡軟。用小火將莓果泥加熱。當吉利丁軟化時，將其從水中取出並擠掉多餘的水分，再加入溫熱的莓果泥攪拌至溶解。將煮好的莓果液體倒入容器並冷藏 30 分鐘，成型後將果凍切成小方塊狀。

烤箱預熱至 180°C。將堅果放入耐烤盤上烘烤 5 分鐘後攪拌一下，再烘烤至少 2-3 分鐘，以均勻受熱。將烤好的堅果倒入大盤子靜置冷卻。

把椰子球切塊。取 150 公克巧克力切碎，放入攪拌碗中。剩下的巧克力切塊放在一旁備用。將鮮奶油加熱至近沸騰，拌入切碎的巧克力攪拌形成巧克力醬。

將巧克力醬倒入切片盤中，放上所有食材——果凍塊、烤堅果、黑巧克力塊和椰子球塊——並輕輕按壓。冷卻 1 小時後取出，切塊並放入密封容器中冷藏。食用前可撒上椰絲。

熱帶奶酪佐辣薄荷莎莎醬／

Coconut panna cotta with pineapple, mango & chilli mint salsa

由椰子、鳳梨和芒果製成的清爽甜點。記得要提前準備，因為需要三小時的靜置時間。

分量	4 份
準備時間	15 分鐘
料理時間	5 分鐘
靜置時間	3 小時
碳水化合物含量	10.2 公克（每份）

烹調工具

砧板、刀、鍋子、環形模具或杯子、
1 碗熱水

食材

3½ 片吉利丁
250 毫升（1 杯）鮮奶油
375 毫升（1½ 杯）椰奶
50 公克（¼ 杯）新鮮椰肉切丁
少許甜菊葉調味

莎莎醬

½ - 1 根辣椒去籽切碎
¼ 顆鳳梨去皮切成小丁
½ 芒果去皮切成小丁
15 公克（1 湯匙）新鮮薄荷切碎
1 顆萊姆皮和汁

作法

吉利丁用冷水泡軟。用小火將鮮奶油和椰奶加熱，當吉利丁軟化後，擠出多餘的水分並放入熱鮮奶油中攪拌直到溶解，再放入椰肉（如果有）和甜菊葉。將煮好的混合物倒入模具中靜置冰箱冷藏。

將所有莎莎醬材料與萊姆皮和汁液混合備用。當奶酪成型後從冰箱取出，將模具稍微浸泡熱水，即可輕鬆取出奶酪，上桌前淋上莎莎醬即可。

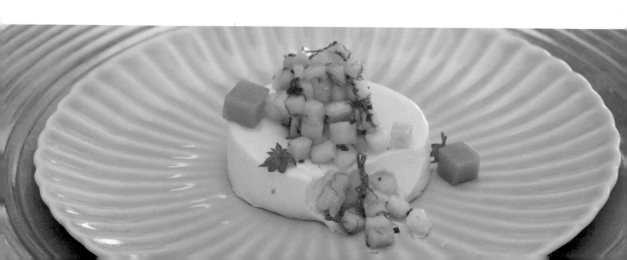

巧克力慕斯佐橙香冰淇淋／Decadent chocolate mousse with orange ice cream

如果你沒有冰淇淋機，可以將混合物放入冰箱，並在過程中不時取出攪動即可。至於終極簡易的版本，只需在打發的鮮奶油中加入柳橙皮和甜菊調味，要吃時直接從冰箱取出即可。

分量	6 - 8 份
準備時間	25 分鐘
料理時間	5 分鐘
靜置時間	最多 3 小時
碳水化合物含量	2.5 公克（每份）

烹調工具
食物處理機、冰淇淋機或冷藏容器、攪拌器、電動攪拌機、耐熱碗、攪拌碗、1 碗熱水、杯子或模具

食材
冰淇淋
6 顆雞蛋
2 顆蛋黃
60 毫升（4 湯匙）鮮奶油
1 顆柳橙皮
15 毫升（1 湯匙）新鮮柳橙汁
125 公克（½ 杯）奶油
125 公克（½ 杯）椰子油
8 - 10 滴甜菊

慕斯
5 顆蛋黃
75 公克黑巧克力（85%），切成小塊狀
75 毫升（5 湯匙）鮮奶油

幾滴甜菊
½ 小顆柳橙皮
少許海鹽

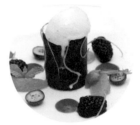

作法
用食物處理機將冰淇淋食材快速攪拌 3 分鐘，過程中奶油和椰子油會融化，並且與雞蛋乳化融合。將攪拌好的混合物倒入冰淇淋機或冷藏容器冷凍，並視需要不時攪拌，靜置冷凍 2 小時。

慕斯：用電動攪拌機攪拌蛋黃，同時間，將巧克力隔水加熱融化。將鮮奶油倒入另一個碗內打發。當巧克力融化後，將所有裝慕斯食材的碗排列好。這時電動攪拌機內的蛋黃體積應變為兩倍大，將融化的巧克力慢慢拌入蛋黃中，然後拌入鮮奶油、甜菊、柳橙皮和海鹽。最後將混合物倒入模具中靜置冰箱冷藏大約 1 小時。

上桌前，將慕斯與冰淇淋擺盤，可搭配新鮮水果裝飾，有時我還會以黑巧克力做成的盒子來呈現這道甜點（如上圖）！

莓果起司蛋糕／Berry cheesecake

當我的妻子海莉說：「我們的菜單需要一種LCHF起司蛋糕！」這時挑戰就來了。幸運的是，我一試就成功！如果當季沒有盛產新鮮莓果，你也可以用冷凍莓果取代。

分量	4 份
準備時間	40 分鐘
靜置時間	1 小時
碳水化合物含量	24 公克（每份，外加額外配料） 7.9 公克（每份，沒有額外配料）

烹調工具

食物處理機、濾篩、攪拌碗、攪拌器、砧板、刀、耐熱碗、1 鍋熱水、6 個環形模具（或 1 個底座可拆卸的蛋糕模，直接放在砧板上）

食材

內餡

30 公克（5 - 6 顆小型）覆盆子
30 公克（5 - 6 顆小型）草莓
30 公克（2 湯匙）藍莓
30 公克（5 - 6 顆小型）黑莓
250 毫升（1 杯）鮮奶油
少許檸檬皮
3 - 4 滴甜菊（自選）
½ 根香草莢，刮出香草籽（或 2 - 3 滴香草精）

250 公克（1 杯）馬斯卡彭起司
50 公克（2 塊）黑巧克力

底層

50 公克黑巧克力（85%）切碎
100 公克（½ 杯）無穀物格蘭諾拉麥片（第 112 頁）
50 公克（¼ 杯）奶油融化
1 湯匙（2 - 3 顆小型）覆盆子
1 湯匙（2 - 3 顆小型）草莓

上桌前配料（每人）

3 顆莓果
2 顆莓果松露巧克力（第 186 頁，自選）
2 塊普羅賽克果凍（第 192 頁，自選）

作法

莓果醬：將莓果放入食物處理器中打碎 30 秒，直至呈泥狀，並以濾篩過濾。輕輕拌入鮮奶油，濃稠度沒有奶油起司那麼濃。將檸檬皮、甜菊、香草和馬斯卡彭起司拌入鮮奶油中輕輕攪拌，慢慢加入大約三分之一的莓果餡料。

將切碎的巧克力隔水加熱融化後關火。用食物處理機中將無穀物的格蘭諾拉麥片搗碎，直到呈細小顆粒狀後，倒入巧克力和融化奶油混合均勻。將格蘭諾拉麥片混合物倒入模具底部，並且將表面緊緊壓平。在每個小的模具中放置 3 顆漿果，或者在蛋糕模具外圍放一圈漿果。將餡料舀入模具中，用熱水燙過的刀子將表面抹平後，靜置冰箱冷藏 1 小時。成型後，用刀子先在模具邊緣劃一圈，並鬆開壞扣，以便將起司蛋糕脫模。上桌前可淋上預留的醬汁和莓果，甚至再添加一些自選的莓果。

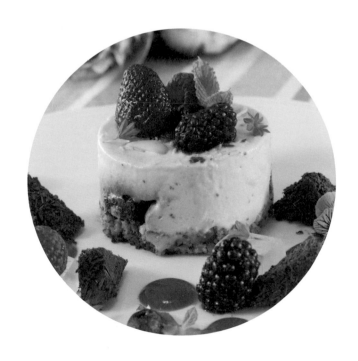

夏日莓果和普羅塞克果凍／ Summer berries & Prosecco jelly

這款普羅塞克果凍為草莓和鮮奶油增添一種美好的風味。

分量	12 份
準備時間	15 分鐘
靜置時間	5 小時或隔夜
碳水化合物含量	2.6 公克（每份，包含額外食材）

烹調工具

鍋子、土司模具或鋪上保鮮膜的塑膠容器、砧板、刀、攪拌器、混合碗

食材

5 片吉利丁
200 公克（1 杯）莓果醬（第 187 頁）
500 毫升（⅔ 瓶）義大利普羅塞克汽泡酒（Prosecco）
50 公克（½ 杯）新鮮覆盆子
50 公克（½ 杯）新鮮草莓
50 公克（½ 杯）新鮮黑莓
50 公克（½ 杯）新鮮藍莓

額外食材（自選）

15 公克（7-8 片）新鮮薄荷葉
額外莓果
鮮奶油（淋醬）

作法

用冷水將吉利丁泡軟。加熱莓果醬。當吉利丁軟化後，擠出多餘的水分並放入熱莓果醬中攪拌至溶解。煮好的莓果醬先靜置冷卻 30 分鐘，直到表面變涼（也可放入冰箱冷藏，但盡量不要讓果凍凝固）並倒入汽泡酒。將果凍倒滿一半的土司模，並且留下一些果凍備用。將土司模放入冰箱冷藏 1.5 個小時，直到完全凝固。

將成形的果凍從冰箱取出，放入一些莓果，並且預留一些放在表面備用。將汽泡果凍預留的部分全部倒入土司模，並且將土司模放回冰箱冷藏 3 小時或隔夜。之後把果凍取出切片。果凍除了直接吃，也可添加薄荷和其它莓果，以及淋上鮮奶油一起食用。

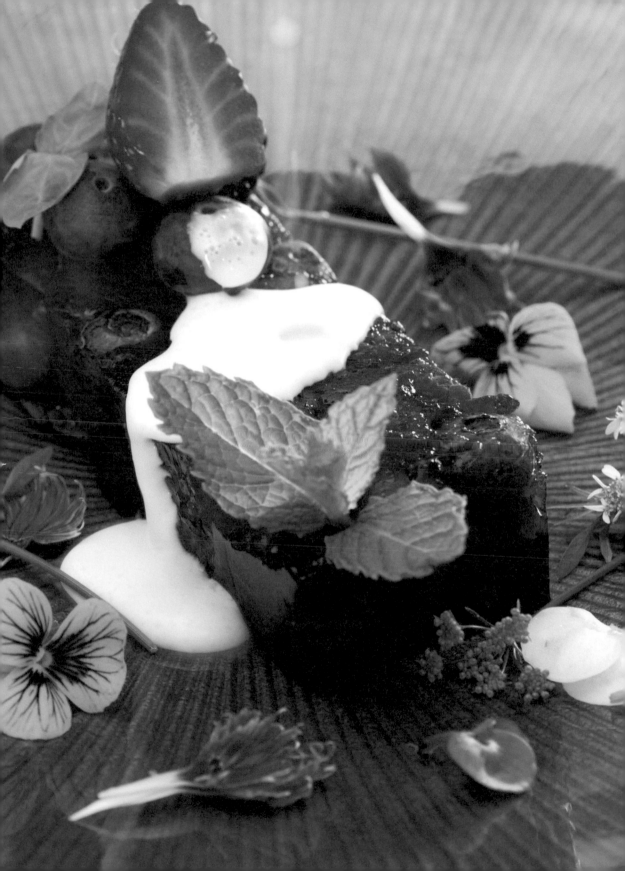

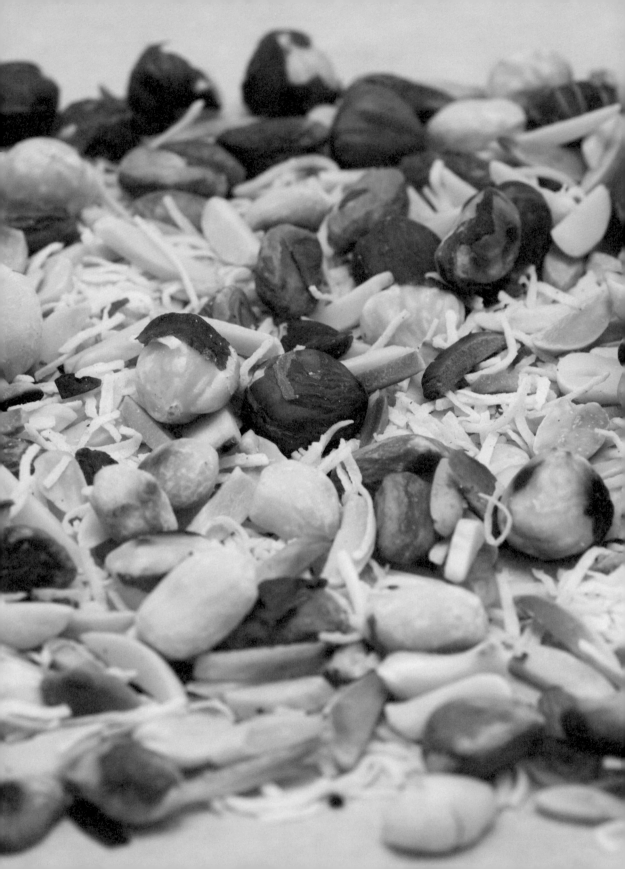

零嘴

平時準備一些零嘴可以幫助你擁有更多社交活動的時間。手邊握有幾種零嘴食譜，不僅可以快速備妥，還可以避免派對上沒有任何食物可以吃的窘境。以下只是一些激發你的想法的食譜，從普通的脆片到多變的美味小吃都有。

脆片與沾醬／Chips & dips

千年傳統全新感受，內含滿滿的營養而不是防腐劑。

分量	6 - 8 份
準備時間	20 分鐘
靜置時間	30 分鐘
碳水化合物含量	7.2 公克（每份）

烹調工具

多功能切片或簡易切片機、砧板、刀、
2 個烤盤、冷卻架、攪拌碗

食材

200 公克（1 顆小型）塊根芹（或歐
洲防風草）去皮切成薄片
15 毫升（1 湯匙）橄欖油
200 公克（2 根）胡蘿蔔去皮切成薄片
250 公克（4 杯）羽衣甘藍洗淨
100 公克（2 杯）帕馬森起司粉
15 毫升（1 湯匙）無麩質醬油（tamari）
少許胡椒碎粒調味
60 毫升（4 湯匙）美乃滋（第 152 頁）
60 毫升（4 湯匙）酪梨醬（第 154 頁）
60 毫升（4 湯匙）酸奶油

作法

烤箱預熱至 160°C。塊根芹所需的烹
飪時間最長（30 分鐘），所以先把
它放上烤盤，淋上橄欖油後放入烤箱
烘烤 20 分鐘。之後將胡蘿蔔和羽衣
甘藍放在另一個烤盤上，放入烤箱烘
烤。10 分鐘後，取出塊根芹脆片靜
置冷卻架上冷卻。然後將帕馬森起司
粉灑在剛烤過塊根芹的烤盤上，放入
烤箱烘烤 6-8 分鐘，使其融化成起司
片。烤好後，將蔬菜和帕馬森起司從
烤箱中取出，把蔬菜放到冷卻架上冷
卻。將帕瑪森起司薄片剝成小片，蔬
菜灑上一點醬油和胡椒粗粒調味即可
上桌。另外別忘了自製的美味沾醬，
這肯定能讓你的客人讚嘆不已。

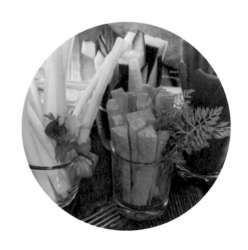

蔬菜冷盤與沾醬／Veggies （crudites） & dips

一款簡單的蔬菜脆片佐沾醬，但你仍然是贏家。

分量	6 份
準備時間	15 分鐘
碳水化合物含量	4.4 公克（每份）

烹調工具

砧板、刀子

食材

1 根胡蘿蔔去皮

3 根芹菜洗淨

1 顆甜椒

½ 根小黃瓜

100 公克（1 杯）櫻桃蕃茄

50 公克（¼ 杯）核桃

60 毫升（4 湯匙）酪梨醬（第 154 頁）

60 毫升（4 湯匙）蕃茄莎莎醬（第 155 頁）

60 毫升（4 湯匙）酸奶油

30 毫升（2 湯匙）香醋（第 150 頁）

作法

把胡蘿蔔、芹菜和甜椒切成小長條狀。將黃瓜縱向切成兩半，用勺子挖出種子，然後切成小長條狀。將蔬菜和堅果擺盤，搭配沾醬一起食用。

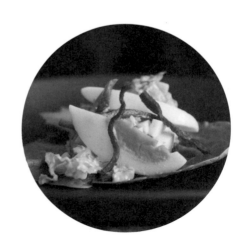

凱撒煙燻鮭魚華爾道夫輕食沙拉／
Caesar & smoked salmon Waldorf micro salads

萵苣葉可做出非常美味的佳餚，同時也為這類經典沙拉帶來樂趣。在廚房裡預備一系列的烤堅果，它們非常實用，可為你的食物增添質感，如這款華爾道夫沙拉一樣。

分量	可做成 12 份開胃菜
準備時間	30 分鐘
碳水化合物含量	0.2 公克（凱撒）；0.5 公克（華爾道夫）每份

烹調工具
砧板、刀子

食材
凱撒沙拉
2 顆水煮蛋（第 106 頁）
30 毫升（2 湯匙）凱撒沙拉醬（第 148 頁）
30 公克（1 片）熟煙燻焙根切片
1 顆萵苣剝成小片
少許鹽和胡椒調味
2 - 3 隻鯷魚

華爾道夫沙拉（Waldorf salad）
12 顆烘烤核桃（參考第 112 頁作法）
15 公克（1 湯匙）奶油起司
15 公克（1 湯匙）紅蔥頭切細
15 公克（1 湯匙）紅洋蔥切小丁

50 公克煙燻鮭魚
15 公克（1 湯匙）芹菜切小丁
少許鹽和胡椒

上桌前
12 片萵苣葉

作法
凱撒沙拉：雞蛋去殼切片，與醬料、焙根和萵苣片混合。將沙拉分別包入六片萵苣葉裡，並且用一片鯷魚或一片培根裝飾。

華爾道夫沙拉：核桃粗切拌入奶油起司、紅蔥頭和紅洋蔥。將沙拉分別包入六片萵苣葉裡，上層放一片鮭魚，用芹菜和剩下的紅洋蔥裝飾，並且以鹽和胡椒調味。

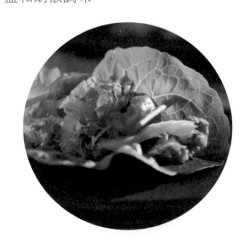

火腿包蘆筍／Prosciutto-wrapped asparagus

一款適合揭開夜晚序幕，簡單但令人賞心悅目的小吃。這些可以提前一天準備，雖然不需要花太多時間。

分量	4 - 6 份
準備時間	10 分鐘
碳水化合物含量	0.8 公克（每捲蘆筍）

烹調工具

砧板、小刀、一鍋沸水、一碗冷水

食材

12 根長矛蘆筍
60 公克（12 小片）義式風乾生火腿

作法

以你喜歡的長度修剪蘆筍尾端——如果蘆筍放太久，確保去除老纖維。將蘆筍放入沸水中川燙 2-3 分鐘，取決於莖的粗細，之後將蘆筍放入冷水浸泡冷卻，然後用火腿捲起來即可。

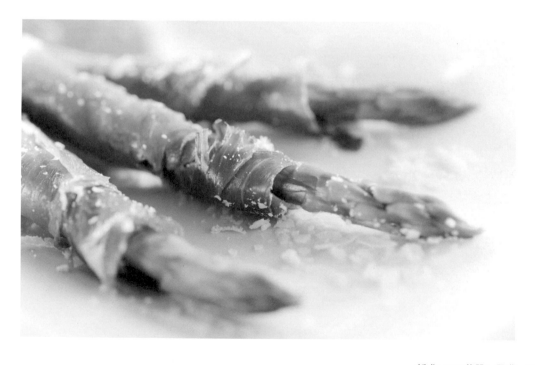

起司和餅乾／ Cheese & crackers

起司盤是很好的飯後點心，或為接下來的夜晚揭開序幕。這款餅乾的配方非常多樣，我真的很滿意它們的口感和酥脆。這份食譜可製作 12 個餅乾，具體數量取決於你切割的大小。不要害怕重複滾動切割刀，由於沒有麵筋，所以它們不會因為重複切割而變硬。

準備時間	25 分鐘
料理時間	30 分鐘
碳水化合物含量	2.4 g（2 片餅乾、1 茶匙果醬、起司塊、8－10 顆堅果）

烹調工具

食物處理機、保鮮膜、桿麵杖、餅乾模型切割刀、鋪上烘烤紙的烤盤、砧板、刀、煎鍋、攪拌碗

食材

杏仁餅乾

30 公克（2 湯匙）奶油冷藏
175 公克（⅔ 杯）杏仁粉
½ 茶匙鹽
5 公克（1 茶匙）新鮮迷迭香切碎
1 顆雞蛋

洋蔥醬

15 毫升（1 湯匙）橄欖油
2 顆洋蔥切片
75 毫升（5 湯匙）紅酒
1 顆八角
½ 根肉桂棒
少許鹽和胡椒調味

起司和堅果

30 公克（小片）切達起司
30 公克（小片）藍紋起司
30 公克（小片）布里軟起司（brie-style cheese）
10 公克（4－5 顆）烘烤杏仁（參考第 112 頁作法）
10 公克（8－10 顆）烘烤開心果（參考第 112 頁作法）

作法

除了雞蛋外，用食物處理機將所有餅乾食材混合均勻。當餅乾糊類似麵包屑時，加入雞蛋並在開始結塊時停止攪拌。將工作檯面鋪上一層保鮮膜，再將餅乾糊舀到保鮮膜上，之後再覆蓋一層保鮮膜，也就是將餅乾糊夾在兩層保鮮膜之間。用擀麵杖將餅乾糊壓成薄片，就像一個厚約 2.5 毫米的薄脆餅乾。然後連同保鮮膜，小心地將餅乾放到冰箱靜置 30 分鐘。

烤箱預熱至 160°C。當餅乾稍微變硬時，用餅乾模型切割刀或刀子切成小塊，放在鋪上烘焙紙的烤盤上，烘烤大約 8-10 分鐘，直到呈金黃色。

果醬：用煎鍋以中火加熱橄欖油後，放入洋蔥拌炒直到開始呈褐色。隨後加入葡萄酒、香料和調味料，蓋上鍋蓋以小火燜煮 15 分鐘，洋蔥變軟後取下鍋蓋，繼續煮至液體蒸發，洋蔥變濃稠後關火，並倒入碗中靜置冷卻。將起司和堅果擺盤，食用前 1 小時先取出起司置於室溫，以達到最佳的溫度。將餅乾和果醬放在起司和堅果的旁邊即可。

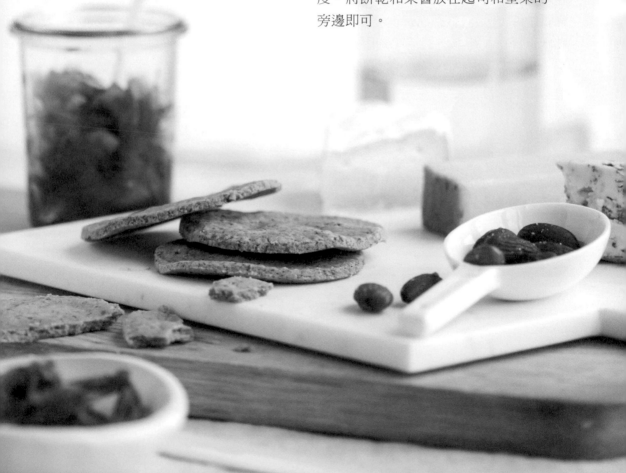

法式雞肝醬／Chicken-liver pâté

這個食譜肯定是我的最愛。我喜歡法式肝醬（pâté），但這來自多年來學會將它與奶油軟麵包（brioche，那種頹廢的法式奶油麵包）和紅酒洋蔥醬混合在一起的經驗。我的任務是製作一款能夠抓住享受法式肝醬樂趣的佳餚，但又不會失去全然體驗法式肝醬的感覺。你一定要試做這道食譜，我保證它將帶來至少十倍的回報，它可以冷凍，而且非常營養。可以搭配牛排，或者拌入醬汁作為肉類膳食的醬料。冷藏可保存 5 天，冷凍可保存 1 個月。你可以將成品分開冷凍，或者是與朋友分享，讓他知道你的廚藝驚人。冷凍後若要完全解凍，可置於冰箱冷藏 16 小時。

分量	12 份
準備時間	30 分鐘
料理時間	最多 1.5 小時
靜置冷卻	3 個小時
碳水化合物含量	2.5 公克（1 湯匙雞肝醬、1 湯匙果醬、2 片杏仁脆餅）

烹調工具

秤、砧板、刀、煎鍋、鍋子、攪拌碗、食物處理機、細篩、土司模、保鮮膜、鍋鏟、錫箔紙、大型深層烘烤碟、肉類溫度計

食材

15 毫升（1 湯匙）橄欖油
500 公克雞肝（鴨肝也很棒）
600 公克奶油融化
60 公克（½ 杯）紅蔥頭切碎

5 公克（1 茶匙）大蒜粉
5 公克（1 茶匙）百里香切碎
1 顆柳橙皮
45 毫升（3 湯匙）白蘭地
45 毫升（3 湯匙）波特酒
3 顆蛋黃
1 顆蛋白
30 公克（2 湯匙）鹽
5 公克（1 茶匙）現磨胡椒粉

上桌前

2 片杏仁脆餅（第 200 頁）每人
15 公克（1 湯匙）洋蔥醬（第 200 頁）
1 顆小甜菜根去皮切丁
4 枝荷蘭芹切碎
少許細香蔥切碎

作法

烤箱預熱至 140°C。將所有食材秤好備用。以大火加熱煎鍋後倒入橄欖油,將肝臟煎至一面呈褐色後從鍋中取出放在盤子上備用。

將少量奶油放入鍋中,輕輕拌炒紅蔥頭和蒜頭 2 分鐘後,加入百里香、柳橙皮、白蘭地和波特酒,用中火炒至收汁——過程大約 2 分鐘——倒入攪拌碗。隨後放入肝臟、蛋黃和蛋白,用食物處理機攪拌,再緩緩倒入剩餘的融化奶油。過篩混合物再拌入鹽和胡椒粉調味。

在土司模內鋪一層保鮮膜,這可以幫助後續脫模(並非必要,但你的成品可能呈糊狀抹醬,而不是一種可切片類似香腸型的雞肝醬)。將混合物倒入土司模內,用保鮮膜和錫箔紙將頂部包覆好。烤盤內裝半滿的水後將土司模放在烤盤上,將整個烤盤放入烤箱烘烤 40 分鐘到 1 小時不等。

40 分鐘後,用肉類溫度計探測雞肝醬的核心溫度。核心的溫度需要達到 64°C,其餘溫可使溫度繼續升高,所以重點在於溫度不宜過高,以免雞肝過熟。一旦達到正確的溫度,將雞肝醬從烤箱取出脫模靜置 30 分鐘。食用前先放入冰箱冷藏 3 小時使其完全冷卻。

上桌前可搭配杏仁脆餅和洋蔥醬,並以甜菜根、荷蘭芹及細香蔥裝飾。

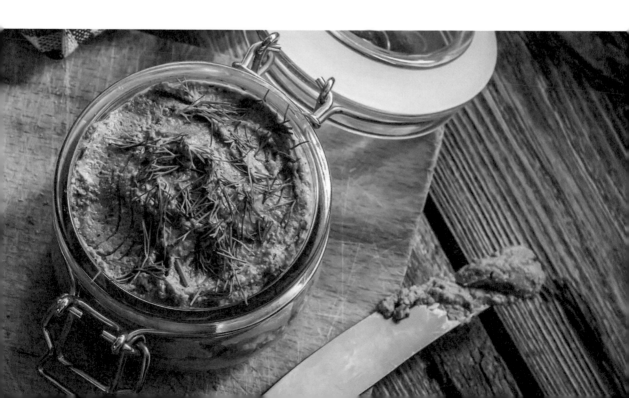

翻轉食物金字塔
減重 15 公斤且活力充沛！

雪莉 · 尼古拉斯（SHEREE NICHOLAS），47 歲，企業領航教練負責人

「新的一年，全新的我。」通常年初都抱著新希望，承諾今年要更好，特別是飲食方面要更健康。我老是提不起勁，體重增加不少，很想重新找回活力。

這其實是小事一樁，我知道該怎麼吃，而且我也不愛甜食，所以糖不是問題，我要做的就是嚴格限制低脂。但我的朋友凱蒂告訴我，我完全錯了，事實上我正吃下大量的隱藏糖——這才是真正的敵人——而且我需要攝取更多的脂肪！

真的嗎？我想我需要研究一下，但結果更令人困惑，各種學派當道（現在仍是如此）：天然原食物、舊石器時代、阿特金斯、低碳高脂、全食物飲食法，每種都略有不同之處。所以我決定記取那些學派提出對人體不好的東西：精製糖、加工碳水化合物和高度加工脂肪，並且親身實驗看看。

我的實驗結果

很快地我留意到的第一件事就是精神變好，我的家人都感覺到了。我坐不住（一周之前我是懶得動！），而且工作效率提高。我本來以為會不太好受，但最終感覺卻好極了。接著體重開始下降，四個月後，我減掉了 10 公斤，而且仍然持續緩慢地減輕。

在諮詢卡琳 · 辛博士幾次後，她幫我釐清混淆的訊息，讓重點更加明確。

對我來說，最大的好處和驚喜是對健康的正面影響。去年冬天是我第一次發現沒有鼻竇感染——通常每年我會有兩、三次感染，並且伴隨胸腔感染，甚至要使用抗生素和類固醇才能控制。

另一個驚喜是這些食物讓我飽足，午後的倦怠感也消失了。並學習到如何配合身體告訴我的進食時

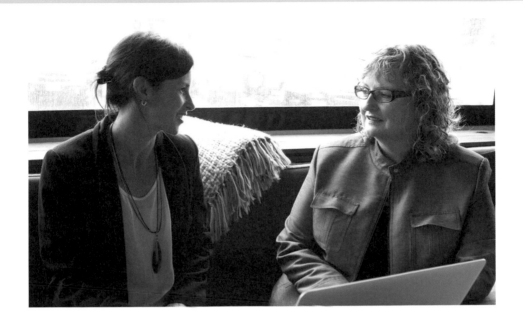

間，而不是因為早餐或午餐時間到
了所以進食。我不再像以前那樣感
到飢餓。相較於過去因加工碳水化
合物食物促使血糖忽高忽低，現在
我的能量水平非常平均。

自我解釋

當你在減肥時，人們自然會想
知道你在做什麼。最難的部分是向
人們解釋 LCHF 不是一種飲食法，
而是扭轉對健康飲食的看法，最好

的描述方法就是去除加工食品和攝
取全食物。

沒有所謂的食材清單，因為食
物本身就是食材。對我來說，這是
一個進行中的實驗，因為我仍然在
觀察自己身體的變化；外表也好但
更重要的是身體的感覺。每個人都
不同，所以要親身實驗，然後看看
哪些對你有益。

「對我來說，這是一個進行中的實驗，
因為我仍然在觀察自己身體的變化；
外表也好但更重要的是身體的感覺。」

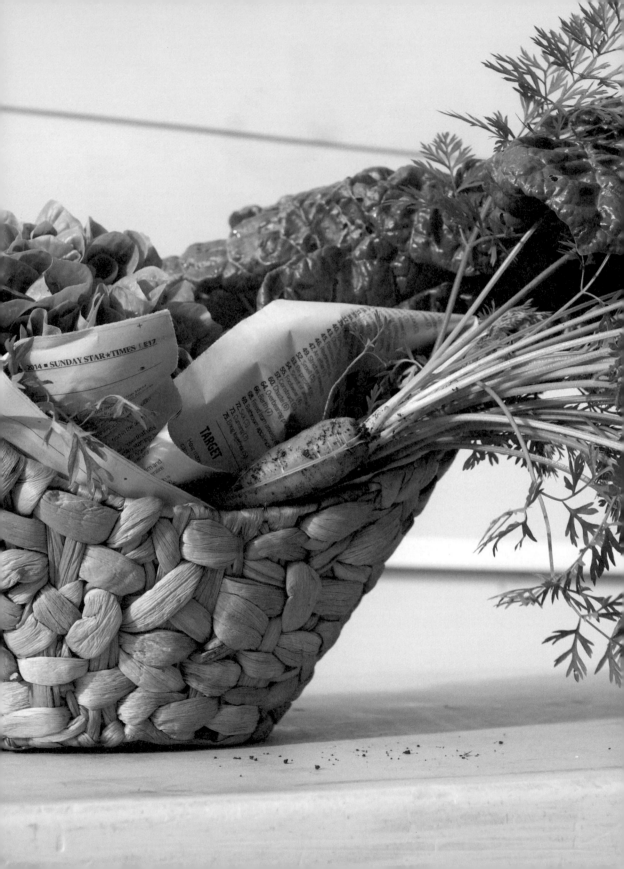

第三章
解開科學之謎

嗨！我是格蘭特。

在本節中，我將探討脂肪的真相，並著眼於低碳水化合物飲食為何有效。我以瑪麗、勞倫斯和黎安的真實故事來說明這些相當複雜的科學理論。這就是我寫書的原因，讓你更容易理解，並向你保證，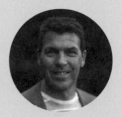這些都有科學根據——以前被忽視、被誤解，甚至被隱瞞——可以幫助你保持好身材、維持體態，並發揮你的潛能。

當然，你可以馬上開始 LCHF 飲食，看看它對你的效益。但是如果你想全盤瞭解事實，那麼就來探索一下人類生物學，以及食物對人類的影響。我們知道你想要實證。我們也知道，證據（原理以及如何發揮效益）可以成為讓你堅持改變的動機。

你可以看看我的定論，油脂教授的結論！透過刪除迷思和錯誤的資訊，同時理解實際的科學理論，你會知道：

- LCHF 是最佳的減重飲食法。
- 攝取脂肪並不會讓你發胖（或不健康）。
- 飽和脂肪並不是千夫所指的大壞蛋。
- 採取 LCHF 飲食可以改善所有心血管疾病的關鍵血液指標。

瑪麗、勞倫斯和黎安現身說法

雖然每個人的故事都不同，但他們都曾在傳統的減肥策略中掙扎。

瑪麗的見證

瑪麗 64 歲，從小到大體重都超重。在生三個孩子之前，她覺得自己的體型還好，但在經歷為人母親、中年和步入晚年後，她愈來愈煩惱。就在去年年底，瑪麗被診斷出患有第二型糖尿病，開始服用糖尿病和高血壓藥物，以及治療高膽固醇的他汀類藥物。瑪麗並非不在意自己的體重才失控，事實上瑪麗非常關心她的健康、外表和感覺，而且非常努力嘗試改變。瑪麗說：「多年來只要是醫生說的話，我都照做。試過每一種可能的飲食，但沒有一個有效。有時候我減掉一些體重，但是沒過多久就又打回原形，體重又回到原點。我很沮喪，不只上了年紀還患有糖尿病。我明明很努力，卻沒有任何效果。為什麼是我？為什麼我的丈夫羅恩吃得比我還不健康，卻還比我瘦？我仍是這麼胖，我討厭肥胖。

勞倫斯的見證

勞倫斯 18 歲。從小就是個胖子，現在是個非常大隻的年輕人。他說：「我一直是那個大勞倫斯、大胖子，每次都是我。我總是無緣參加體育運動，最不可能上場比賽的人。我逼自己成為風趣的人，以淡化體重背後的問題。我總是在隊友面前搞笑。」當勞倫斯坐在我的辦公室，我問他體重是否常造成他的困擾，他眼眶泛淚，回答說：「當然。」當我問他有多頻繁時，他回答：「百分之九十九點九九的時間。」勞倫斯來找我是因為他已有糖尿病前期的症狀，而且醫生對他下了最後通碟，關於他缺乏減肥的意志力，以及他得更努力遵循低脂飲食。當勞倫斯說他很盡力，但成效不彰時，醫生告訴他要再加把勁，並且要他檢討他在運動和營養方面的習慣。

黎安的見證

黎安一直以來都身材姣好。首先，高中時她是游泳隊，年輕時進入鐵人三項。她擅長運動，除了確保吃夠多食物以滿足能量所需外，她從不擔心飲食的問題。她喜歡吃，也坦誠她喜歡甜食。黎安現年 43 歲，育有三名分別為 13 歲、11 歲和 5 歲的活潑男孩。她的婚姻幸福，但自從男孩出生後，她的身材就走樣了。「我的體型變了，雖然在做更多運動後會稍微恢復一點，但很快又會復胖。」黎安說：「過去幾年，每年年初我都立下減肥計畫，但都沒有成功，我仍然有點超重。我很努力嘗試，但離不開甜食。我會吃幾個星期的健康食物，不過無法持久，每隔一陣子，我又會回頭吃些不好的東西。我經常感到肚子餓，如今我聽天由命——我已經這麼努力，試了這麼多次了。」

為什麼我們會變胖？

在本節中，我們將揭露流行飲食背後的偽科學以及為何它們成效不佳。當涉及到飲食和節食時，我們首先要探討四個「常見的嫌疑犯」，接著是身體運作的方式，特別是如何控制飢餓，並且比對瑪麗、勞倫斯和黎安有何共同點。我們會提及激素，其中最重要的是胰島素。現在人們普遍認為，攝取碳水化合物會使胰島素升高，而且大量的胰島素會抑制脂肪燃燒，促使脂肪中積，並減少你的活動量。所以，你的選擇很簡單：

· 攝取碳水化合物含量低、蛋白質含量適中，且富含高品質脂肪的未加工全食物。這種飲食可以避免因胰島素升高，最終造成代謝混亂和體重增加的後果。

· 或者依然故我，做你一直在做的事情。

飲食比一比

為了瞭解 LCHF 的動能，我們先來探討四種與低碳健康脂肪相反的普遍飲食方式。

標準的美式飲食
（SAD, The Standard American Diet）

標準美式飲食充滿加工和包裝食物，代表著高碳和高脂。「SAD」是非常貼切的縮寫，因為結果就是「可悲和有害」，它將導致胰島素提高，因為碳水化合物和糖。你變成「代謝失調」，並累積很多的脂肪。

脂肪（尤其是飽和脂肪）和碳水化合物之間甚至可能產生負面的協同效應。記住，LCHF 的飲食不僅僅是增加你的脂肪攝取量，如果你同時攝取脂肪和糖（最具毒性的碳水化合物），那麼最大的賭注就是你的健康了。

低脂飲食

低脂飲食比 SAD 更好。這是過去五十年來政府、健康提倡者、醫生和國家心臟基金會所推崇的建議，也是大多數人都明白和理解的「最佳飲食法」。它確實有幾點不錯，首先，研究報告令人信服，這是比 SAD 更好的飲食方式，這點肯定無庸置疑；其次，它通常強調全食物，包括水果和蔬菜，這點也沒問題；第三，這種方法可以使某些人瘦下來並保持身材，但有個壞消息是：這種幸運兒不多。

低脂飲食的問題在於碳水化合物含量高，除非你能夠應付飢餓感，可以處理卡路里不足，以及對胰島素敏感，否則這種飲食法難以見效。科學已經證實這點：一份二〇〇二年考科藍（Cochrane）文獻評論[1]建議勿以低脂飲食來減肥，因為缺乏證據顯示這種方法「長期」有效。

地中海飲食

飲食中加入更多的脂肪。地中海飲食通常比低脂飲食好，可能是因為當攝取的脂肪愈多，碳水化合物的攝取量自然會變少。但現代醫學很少以這種角度來解釋其成功的原因，他們認為這是因為添加更優質的食物和全穀物，所以有時可以見效。事實上，這些飲食見效其中有一部分是因為脂肪量增加。

高蛋白質飲食

高蛋白飲食的減重效果比 SAD 和低脂飲食好，但是，我建議不要輕易嘗試。主要原因是，當你攝取超

過日常所需的蛋白質含量時，額外的蛋白質會透過一種糖質新生作用（gluconeogenesis.）轉變成碳水化合物（儘管效率不佳）。因此，高蛋白、高脂飲食最終與 SAD 相似，碳水化合物攝取量還是很高。

低脂高蛋白飲食最終就像低脂飲食一樣，並不適合那些胰島素阻抗的人。或許情況會好一點，因為蛋白質讓人飽足，但將蛋白質轉化成碳水化合物的過程需要大量的能量。基於這點，我的建議是攝取適量的蛋白質。我們的科學異論者經常告訴我們不要再提倡高蛋白飲食。在此我們要澄清一點：LCHF 並非高蛋白，是時候改變想法了！

我們的結論

採取低碳水化合物健康脂肪的飲食（適度蛋白質），如果你深入閱讀本書，那麼你已經知道我們所提倡的大部分內容。我們指的是真正的全植物和動物、人類干擾（HI）因子最少的食物。這些食物往往含有天然未經加工的健康脂肪，碳水化合物含量低，蛋白質含量適中。碳水化合物攝取的數量取決於個人的喜好和新陳代謝的需求，如果你過去有體重過重和代謝失調的狀況，那麼你要少吃碳水化合物。如果你還年輕，對胰島素敏感，那麼你或許可以耐受更多的碳水化合物。不過，這並不代表胰島素敏感的人必須攝取更多的碳水化合物，這只是意味著他們有更多的選擇。

食物金字塔的困局

公共衛生中有句話形容減肥之旅，同時也是數十年所提倡的政策和作法，那就是「少吃多動」。這句話說明了過胖、無法減重和身材復胖的根本問題。體內能量之所以累積，主要是「進來」的能量超過「消耗」的能量。因此，傳統的觀點認為，為了預防或逆轉體重增加，減少食量和多運動是關鍵。但為什麼有些人會變胖而有些人不會？為什麼有些人在完全相同的環境條件下（攝取相同的能量，消耗相同的能量）能夠減肥？有些人不能？因為對許多人來說，脂肪儲存不只是卡路里進出這個簡單的方程式而已。

這是傳統飲食和健康理念開始瓦解之處。過去我們一直在玩一場譴責貪食和懶惰的遊戲，「只要你拿出少吃多動的意志力，那麼你的身材自然會變好。」這種說法一直困擾著像勞倫斯這樣的人。肥胖的標記已造成人與人之間心理上的差異，甚至可能成為心理上的弱點，不過，還有一個科學解釋。

的確，近幾十年來，走路或騎自行車上班，體力工作和大多數其它形式的體能活動確實影響我們的生活。

當然，還有大量便宜的加工食品供應，不需要耗費體力（消耗卡路里）就能得到。但人們對於食物和運動的激素反應也存在著巨大的個體差異，而且正是這種複雜的生物和激素環境主宰我們如何儲存和消耗能量。它控制我們的飢餓、我們的能量水平和我們脂肪的儲存和利用，但能量進出原理完全忽略這些關鍵。

我們尚未解開人體生物學的一切，甚至我們對營養學的認知也不夠多，這些都是新興和發展中的科學。有句話說：「我們所知的一半是錯的，而我們只需要弄清楚究竟是哪一半。」這點我完全同意。我並不是說我知道有關營養的一切，這個領域將會持續發展，如同所有科學。卓越的科學家會不斷修正自己的想法，增加知識並持續深入理解。

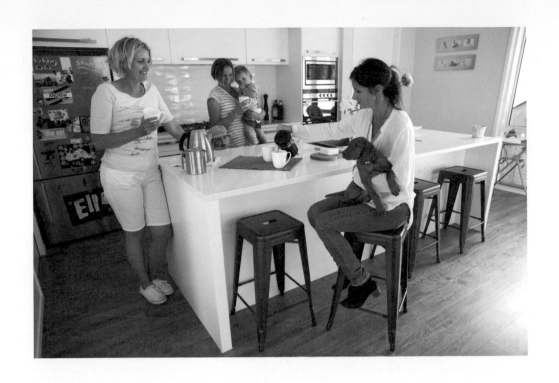

瑪麗、勞倫斯和黎安有何共通點？

他們都遵循傳統的飲食和減肥教條。他們相信，只要有意志力少吃和多動就能減肥成功。傳統概念告訴他們減肥只是卡路里進出這麼簡單。以這種方式思考，很明顯知道該做什麼：盡可能多運動和少吃。但是他們不知道的是，身體比這個公式更加複雜。你看，他們都有一個共通點，一個很常見的問題——胰島素阻抗。

胰島素是一種將血液中的血糖（主要來自碳水化合物）轉移到體內的激素。它是控制新陳代謝的主要激素，激發你的飢餓感和能量利用。瑪麗、勞倫斯和黎安都試圖保持血糖穩定。當他們攝取比一茶匙的糖更多的量時，例如說一片麵包（大約四茶匙糖），之後體內會釋放胰島素以轉移多餘的糖。就他們的情況而言，因為胰島素阻抗的關係，他們的胰島素機制無法如實運作，導致血糖含量高，進一步損害身體機能。

胰島素的作用

1 攝取碳水化合物會促使胰島素升高。胰島素會抑制脂肪燃燒，因為身體想要儘快擺脫糖，因此身體會忽略其它燃料來源，只專注在糖。

2 胰島素試圖讓糖進入細胞，如肌肉和肝臟。這似乎不錯，但對於大多數現代人來說，這些細胞已經含有太多糖。

3 由於胰島素沒有其它地方可以儲存碳水化合物，所以將之儲存成為脂肪。

4 胰島素會干擾大腦中的飢餓和運動中樞。讓你感到飽足的正常回饋機制失調，更糟的是，你的感覺也不再敏銳。

　　這就是瑪麗、勞倫斯和黎安的問題，生活在傳統食物金字塔的侷限內。他們都試圖少吃多動和限制脂肪，因為脂肪含有大量的熱量。

這種策略的兩大問題：

1 若要成功，他們需要強大的意志力才能克服激素所驅動的飢餓感、無精打采和疲倦感（如果他們運動量夠多）。

2 除非他們挨餓，不然低脂飲食免不了要攝取高碳水化合物，所以胰島素升高的問題並未解決。

　　這就是為何我們建議翻轉傳統的食物金字塔，並攝取更多的脂肪和更少的碳水化合物（也就是糖）。這樣你才能減重並且保持姣好的體態，就像後來的瑪麗、勞倫斯和黎安一樣。

成為脂肪燃燒器

接下來，我們將深入研究脂肪。有時候，科學確實有點複雜，所以如果你對深入科學不感興趣，你可以直接跳到第 219 頁〈長話短說 代謝失調〉的部分。

人體的脂肪燃燒模式

　　證據指出人類的代謝狀態有兩種不同的模式，一種是「脂肪適應」（也稱為生酮適應）。脂肪適應的人，他們的胰島素控制良好，身體能夠利用儲存的脂肪作為主要的燃料來源。再次強調，人體能夠以脂肪作為主要燃料以獲取能量，無論是膳食脂肪或體脂肪。這是人類正常的狀態，細胞、激素、酶等複雜的交互作用都是平衡的。因此脂肪適應的人可以自我調節所需的能量進出，維持穩定理想的體重。在這種狀態下，如果我們吃得太多，那麼我們自然會進行燃燒或少吃來補救；反之亦然。

　　這與科學、人類學和臨床實踐的觀察一致，退一步來說也是一個很好的起始，不過我們需要更精確的科學來證明這一切，綜合動物和人類的證據來證明。過去四十年來，「卡路里是卡路里」的教條困擾營養科學的原因就在於此，根本錯誤。

　　當你「脂肪適應」後，你的身體可以輕易燃燒脂肪，對精製碳水化合物的渴望減少，最重要的是胰島素控制得宜。

　　當人們採取 LCHF 飲食一段時間後，大多數人都會進入這種身體在切換利用碳水化合物或脂肪作為燃料的狀態。正如我們前面討論過的，我們稱之為「脂肪適應」，或者採用更專業的說法「代謝應變」，這是一種根據體內是否有可利用之碳水化合物，進而切換進入和退出燃燒脂肪狀態的能力。

代謝應變（脂肪適應）的效益

　　脂肪適應意味著在休息和中強度運動時燃燒較少的碳水化合物和較多的脂肪。較少的糖解作用（碳水化合物代謝）意味著更少的氧化應激，更少的活性氧和更少的糖化最終產物。簡而言之，一切都變得更好，更好的免疫系統和更好的健康，還有更容易燃燒的脂肪。

　　幾餐不吃和偶爾機會性斷食很容易做到。如果你因任何原因錯過一餐，例如用餐的地點無法符合 LCHF，這時身為一個脂肪適應的個體，你不會為此手足無措。脂肪適應意味著你將燃燒脂肪作為主要燃料來源，一整天的胰島素都維持在較低值。你的食慾和體重控制系統將透過下視丘和瘦

素與胰島素作用，發揮其應有的作用 [2]。你可能覺得更有活力，因為你的大腦不再如同你在瘦素阻抗時，向其它神經系統發送訊號來保存能量，現在保持穩定的體重變得容易許多。

脂肪適應意味著告別大多數依賴碳水化合物的人都難以避免的可怕「葡萄糖落差」，當你採取 LCHF 時，那些來自大腦「給我東西吃，要不然……」的聲音就會消失，而你從全食物中攝取大量健康脂肪所帶來的回報則是一整天都能保持活力和頭腦清晰。

脂肪適應也意味著你可能啟動人體本身的抗氧化、基因修復和表達系統，它們被稱為組織蛋白去乙醯酶系統（histone deacetylases system）。這意味著當你採取低碳水化合物時，你啟動了身體本身的防禦（抗氧化）系統。相信我，這可是一件好事呢！

脂肪適應就好像是進入定速控制模式，沒有高低起伏，只是處於一種穩定的狀態。

代謝失調

不斷攝取大量碳水化合物，尤其是精製碳水化合物，會導致第二種人體代謝的模式：身體變成「代謝失調」的狀態。（有些人稱為「代謝紊亂」，但我個人覺得這有點言過其實了！）

該機制的運作大致如下。身體產生胰島素，這是一種儲存激素，不斷處理大量的膳食碳水化合物。當胰島素在處理膳食碳水化合物（和產生的糖）時，同時間也會關閉燃燒脂肪的能力。有些碳水化合物會進入肌肉細胞（特別是運動量大的個體）；有些會進入肝臟細胞，然而問題在於肌肉細胞和肝臟細胞往往充滿碳水化合物，原因在於肝臟的儲存能力有限，且人們通常消耗的能量不多。當肝臟已滿時，碳水化合物就會儲存在脂肪細胞（這正是你不樂見的情況）。胰島素也會促使多餘的脂肪進入脂肪細胞，這就是為何高脂和高碳的標準美國飲食（SAD）特別危險。理論就是這麼簡單，攝取碳水化合物產生胰島素，胰島素使脂肪細胞愈來愈大。

在代謝失調的情況下，每況愈下的趨勢愈來愈明顯：當你變得更胖更難以控制，並且繼續用大量的碳水化

合物來轟炸你的身體時，就如火上添油，你的肌肉和肝臟細胞對胰島素的阻抗愈來愈強。簡而言之，你需要更多的胰島素才能使碳水化合物進入細胞，於是你的胰島素始終高居不下，你的細胞對其的抵抗也愈來愈大。你不斷累積脂肪，但從未燃燒它，接著高胰島素血症隨之而來——即使你不吃東西。你變得愈來愈胖，特別是在你的腰圍，所謂的內臟肥胖症，而這會引發更多發炎症狀並增加胰島素抵抗。天啊！

最終，胰腺內分泌胰島素的 β 細胞出現失調，你完全無法控制血糖水平，這就是第二型糖尿病。這真的是個大麻煩。持續升高的血糖對身體所有部位都具有毒性，且血糖遍及全身器官，無一倖免。這也是為何身體急於擺脫碳水化合物：高血糖具有毒性，你的身體最清楚，並且儘其所能要排除它（例如，關閉脂肪燃燒能力，將碳水化合物儲存為脂肪。不過，胰島素主導大多數的過程）。

這就是代謝失調的過程，其中有許多是膳食碳水化合物（即含糖食物）引起的，而且一般的大量碳水化合物膳食可能使情況惡化。代謝失調是一種流行病，食物供應充斥加工碳水化合物是罪魁禍首，而醫療界建議要採取低脂飲食更是適得其反，因為這些往往都是高碳水化合物食品。這是一個嚴酷的局面，說明了全世界肥胖率飆升的原因。

胰島素也可能：

干擾瘦素

瘦素是一種飢餓激素（另一種是類生長激素）。瘦素由脂肪細胞分泌，並向大腦下視丘發送訊號，告知身體不餓。胰島素會阻斷這種激素，使「不餓的開關」失去功能。當出現這種情況時，我們吃東西不是因為身體需要，而是因為我們接收不到飽足的信號。

干擾大腦中的愉悅中心

這個部位由多巴胺受體所控。這就是為何碳水化合物，特別是糖，與尼古丁和海洛因等毒品一樣，會使人沉迷上癮。

下修交感神經系統的活動

由於不想消耗能量，不管是隨意或有目的的體力活動量減少。換句話說，你感到慵懶不想動。

長話短說
代謝失調

攝取大量的碳水化合物會使你的胰島素水平偏高，進而導致代謝失調，後果則是胰島素關閉「能量輸出」（能量燃燒）的開關。

1 脂肪持續累積。

2 因為「能量輸出」等同生活品質，
因此你感到無精打采。

3 若要讓自己健康有活力，
保持代謝協調是最重要的要求。

代謝失調錯不在你！一旦你踏上這個自動下行的手扶梯，你就很難從中解脫，至少比其他人更難。你之所以感到疲倦和超重並不是因為懶惰，而是因為你的代謝失調。

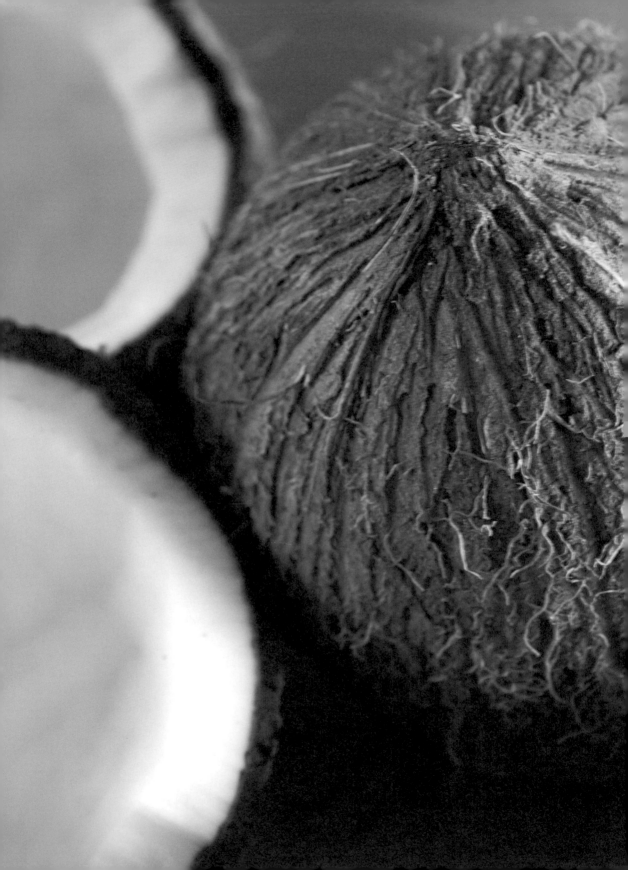

LCHF 飲食法的實證

在這一節中，瑪麗、勞倫斯和黎安都採取了 LCHF 飲食法。以下是
他們的轉變：他們的胰島素在控制範圍內，身體開始燃燒脂肪，
健康狀況顯著改善。隨機對照研究的科學家們進行一系列隨機分
配不同飲食對人們的差異性研究結果剛好證實了這一點。目前有
四十多種這類的研究顯示同樣的結論：平均來說，低碳水化合物
飲食優於其它的飲食法。

基本上，低碳飲食之所以有效是因為它們讓你變成脂肪適應，胰
島素在控制範圍，並且以燃燒脂肪作為主要燃料來源。我們的故
事主角能夠減重成功並重拾健康，是因為他們重置體內的生物系
統，使其有效地運作，就像它原來的設計一樣。他們的系統不再
屈服於碳水化合物，進而導致胰島素升高而失調，LCHF 將他們變
成了燃燒脂肪的機器。

範例A
艾伯林與同事

準備看一些科學證據了嗎？閱讀和理解這些內容非常重要，因為這有助於你回答反對者的疑問，那些人（由於無知）仍然認為要攝取碳水化合物而排除脂肪。艾伯林和同事（2012 年）[3] 進行一項嚴格控制的代謝臨床研究。圖 1 清楚顯示，當攝取相同數量、來源不同的熱量時，代謝調節和「能量輸出」有顯著的改變。在這項研究中，艾伯林和他的同事們幫助肥胖者減肥，每個月分別給他們三種不同的飲食。每個人每個月採取一種飲食，參與者則是隨機分配到某一種飲食。這三種飲食分別為低脂飲食、低升糖指數（地中海）飲食和 LCHF 飲食。他們的研究結果支持驅動代謝的是膳食成分，而不是卡路里的假設說。

採取 LCHF 飲食的人攝取相同數量的卡路里，但每天的消耗量比低脂飲食高出 300 卡路里。這是透過一種名為直接測熱法精確測量得知，一年內相當於 12 公斤的脂肪。LCHF 飲食使人們燃燒更多的能量，即使他們只是整天坐著哪兒也不去。你可以稱這種現象為代謝提高，而這正是瑪麗在採取這種飲食法時所發生的情況。

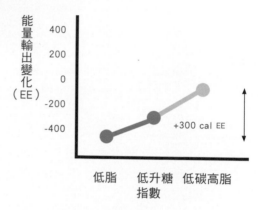

圖 1：同樣的人攝取相同熱量，但不同的飲食，結果顯示在能量消耗方面差異很大[3]。LCHF 飲食使人們在一天中燃燒更多的卡路里。

目前已有 40 多項符合科學黃金標準的隨機對照試驗（RCTs）結果，比較了 LCHF 飲食和其它飲食的習慣。如果你有興趣，你可以參考文獻列出的近期隨機對照試驗[4-18] 和評論文獻[19-31] 深入瞭解。

瑪麗的見證

「六個月前我開始 LCHF 飲食法，截至目前為止，我減掉了 11 公斤。這真的很棒，但更讓我驚訝的是認識了自己的身體和食物。老實說，我很高興也有點生氣，因為我花了一輩子才學到如此簡單的道理。為什麼之前都沒人告訴我這些？如果有，情況肯定會好很多。我們都被矇騙多年，這真是令人震驚，整個健康界的訊息錯得離譜，至少對我而言。現在的我可以毫不費力地減重：我不再挨餓，因為我有滿滿的能量，而且我也不用再吃大把大把的藥了，這一切全是因為吃更多的脂肪，而不是少吃。」

瑪麗仍然在這條路上，透過執行與她原本認為可以保持健康完全相反的事情後，她終於得到理想的體重。更多的脂肪、更少的碳水化合物讓她的胰島素在控制範圍之內。瑪麗說：「我的秘密是按部就班而不費力，規劃完善，手邊要有適合的食物，事先做好準備，但不必讓自己挨餓。」

範例 B
從 A 到 Z 飲食研究

讓我們深入探討這個試驗。這是史丹福醫學院克里斯多弗 加德納（Christopher Gardner）博士所進行的 A 到 Z 飲食研究 [8]。加德納比較四種飲食，其中有一種稱為歐尼斯（Ornish）的低脂飲食法、兩種形式的混合地中海式飲食（The Learn 和 The Zone）和一種 LCHF 飲食。具體來說，LCHF 飲食是由 LCHF 提倡者傑夫・沃勒克（Jeff Volek）和斯蒂芬・　　　菲尼（Stephen Phinney）所提出的《新阿特金斯飲食法，LCHF 讓你煥然一新》（New Atkins, New You by LCHF）[32,33]。我選擇這個研究的原因有幾點，首先，加德納博士主張採用低脂純素的飲食法。在做這項研究時，他並不是 LCHF 飲食的支持者，這點非常重要，因為我們都有偏見。記住，最容易被愚弄的人就是自己，不過加德納非常忠於研究的數據。其次，在這項研究中，我們可以從個人數據進行分析，這讓我們能夠評估個人對飲食的反應，畢竟群體平均數據顯示的是所有人的均數而非個人。第三，他們測量每個人的胰島素

敏感性，所以我們可以看到胰島素敏感性如何影響減重。第四，他用「現成」書來指導實際作法，這讓結果更真實而不只是數據而已。那麼，他們做了什麼，結果又是如何呢？在圖 2（下一頁），每張圖中的每個點顯示一年後每種飲食的個人體重減輕（或增加）的百分比。那些體重減輕並且持續保持的人（受益），我以淡藍色表示，那些既沒有減重也沒有增胖的人（不受影響），我以淺藍色表示；那些增胖的人（危害），我以深藍色表示。同時，我只列舉加德納四種飲食中的三種（LCHF、低脂肪和兩種地中海飲食中的一種，因為這兩種地中海飲食的結果非常相似）。

另外，值得注意的是，沒有一種飲食可以協助所有人減肥。在某些情況下，有些人實際上變胖了。幾乎所有健康和醫療干預法的情況都是如此，當你看到藥物研究和「需要被治療的患者數目」或 NNTs 的變數，這點就變得很明顯，也就是需要多少人服用某種藥物才會有一人從中受惠。NNTs 的差異性可能很大：最好的例

子就是抗生素等藥物，其 NNT 數為
6，換句話說就是每六人接受抗生素
治療，其中有一人受惠。對於降低膽
固醇的他汀類藥物，根據受試者和研
究顯示，其 NNT 可能介於 30 到 140
之間。當與健康有關時，百分之百的

保證率是不太可能的。

　　看看這四種不同的飲食，很明顯
有些人每種方法都受益。但有更多的
人受益於 LCHF，且體重回復（發胖）
的人數也較少。

相較於其它飲食，更多人受益於 LCHF

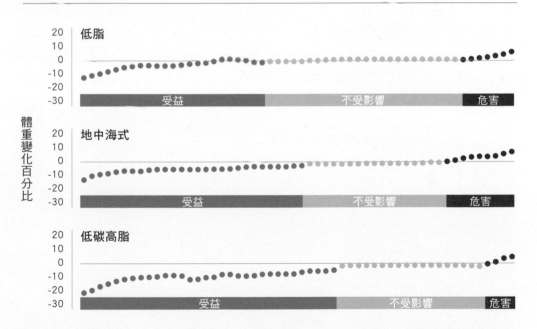

圖 2：無論飲食為何，都有人體重減少、增加或毫無影響。平均而言，低碳飲食減掉體重的
人較多，增胖的人較少，毫無變化的人也較少 [34]。

勞倫斯的實證

LCHF 在勞倫斯身上的成果如何呢？ 18 歲時的他還是那個大勞倫斯。現在的他剛剛過 21 歲生日，體重 77 公斤，有一些肌肉，是一個帥氣的年輕人。他正在念大學，表現優異。「我只是採取極低碳水化合物，但高脂的飲食法。我心想，『管它的，反正什麼方法都試過了』幾年前，聖誕節我媽給我一本低碳飲食書。當你的媽媽給你減肥書時，這真的有點令人沮喪，但我決心一試，結果它改變了我，我不再是那個隱藏在外表背後的風趣大勞倫斯，我覺得現在的我更像自己了。」

勞倫斯是怎麼做到的？「我每天吃少於 35 公克碳水化合物，蛋白質適量，並且吃很多脂肪直到飽足，就這樣。一年後，我的身材變好。我上健身房運動，鍛練一身肌肉，現在是精實的 77 公斤。」

勞倫斯只是一個例子，但他的經歷應驗我們在文獻中看到的例子。然而科學家、食品工業，當然還有製藥業的既得利益，反而讓我們一直追求最無效、無法持續和遠離健康的減肥方式。

範例 C
加德納和同事

更引人注意的是圖 3 的數據。這一次，加德納及其同事[34]指出個體的胰島素敏感性如何影響減重的百分比，我們在此看到的數據非常重要。的確，有些人以低脂法減肥成功，但也有些人失敗。那些對胰島素敏感的人成效不錯，但是如果你有胰島素阻抗（最需要瘦身的人大多屬於這種），那麼低脂飲食對你不會有任何效果。我們經常給這些人貼上懶惰且意志力薄弱的標籤，然而根據這項研究，可以知道儘管使出洪荒之力，這種飲食法在減重之路上仍是困難重重。

黎安的實證

還記得黎安嗎？她的丈夫以低碳減重成功後，她陷入苦戰。一開始她非常抗拒。「拜託！我對這種愚蠢的低碳飲食很火大，家裡要準備不同的膳食（以及一切），這讓我很無力，還不如加入以簡化準備工作。起初我只是餓和脾氣暴躁，我減掉幾公斤，這倒還不錯，至少我沒有再增胖。之後我的重量就不再減少，我現在 66 公斤，原本是 73 公斤。66 公斤依舊不如我運動員時期的體重，但我心

LCHF 飲食方面則不管是否有胰島素阻抗，每個人的體重都有減少，大家都是贏家。如果你是撰寫國家營養指南，或者為需要或想要減肥的人提供諮詢，請問你會選擇何種方法呢？

飲食結果因胰島素敏感性而異

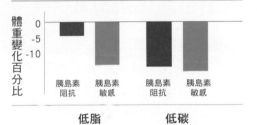

圖 3：低脂飲食減重實際上只對胰島素敏感的人有效。在低碳飲食中，這點並不受影響。[34]。

知肚明，因為我也不像從前一樣每周訓練 25 個小時。」

「對我來說，最大的驚喜莫過於不再渴望甜食。當時的我執行低碳一段時間了，我心想我值得好好享受一下。我開車去超市，在糖果區走一圈，發現自己竟然不感興趣！我走到餅乾和蛋糕區，又試了冰淇淋區，都一樣。我什麼都沒買就回家了。對我來說，這真是一個超現實的經歷，過去的我完全無法抗拒這些食物。現在我不再渴望糖果和巧克力了。哈！」

脂肪控制器

本節講述胰島素和胰島素阻抗。我們探討為何勞倫斯能夠完全重置新陳代謝，效果還可能持續終身，瑪麗卻停滯不前，出現高原期（停滯期）？此外，我們也要看看黎安需要改變什麼（食物之外）才能達到最理想的健康狀態。這之間的差異在於脂肪控制器——胰島素。胰島素阻抗的程度受壓力、睡眠、飲食和基因的影響。瞭解這些因素有助於我們量身訂制合宜的生活形態。

人體脂肪燃燒模式

讓葡萄糖進入細胞

全盤瞭解胰島素阻抗，讓我們得知現代疾病的「統一理論」，以及洞悉如何管理大腦和身體以保持最佳的狀況。這就是為何我們希望你瞭解前因後果。當身體調節得當時，全身的代謝系統將運作正常。胰島素阻抗有助於我們對抗飢餓，並且在豐足時儲存額外的能量。這是一個橫跨食物充足和飢荒的系統。

有時我們的細胞對胰島素的訊號反應不佳，它們需要更多的胰島素才能發揮作用（這就是胰島素阻抗），所以體內胰島素分泌過高（產生負荷），進而引發一連串導致糖尿病、癌症、心血管疾病和神經問題等的代謝失調。

胰島素不好嗎？

造成胰島素阻抗的原因並非來自單一因素，而胰島素也未必全是不好的。記住，胰島素是我們生物機制很重要的一部分，在豐足的環境下，我們需要胰島素將多餘的食物儲存為脂肪，面臨饑荒威脅時則轉變成脂肪燃燒的模式，以便供給能量。

少了碳水化合物的胰島素阻抗並不會產生問題。但從長遠來看，高水平的胰島素（高胰島素血症）則是一個棘手的問題，這是由胰島素阻抗和高碳水化合物飲食兩者所引起的症狀。

瑪麗的實證

瑪麗一直很努力維持體重，還記得她在短時間內減掉很多體重嗎？但後來，她就一直停滯處於高原期。「我仍然攝取同樣的食物，但就是瘦不下來。這好像有事發生，我陷入困局無法繼續前進。我想知道為什麼之前有效，現在卻失效了。我覺得我還可以瘦六、七公斤，但不管我怎麼努力，都事與願違。」瑪麗是我們看到的在這個年紀上代謝長期出問題的典型例子。雖然她控制自己的食慾和飲食，但在此之前她已超重數十年，幾乎可說是一輩子了。我們不知道她的身體所設置的理想體重究竟是多少，最有可能的是，現在即是她的理想體重。

瑪麗還想再瘦一點嗎？答案是肯定的，但事實就是如此。她已成功減重，她的感覺很棒，看起來也不錯，也許她要為此感到欣慰。畢竟瑪麗一直以來的高胰島素和高血糖可能已造成永久的代謝損傷——高胰島素阻抗。她或許再也穿不下尺寸 10 的衣服，但她確實成功減重了。

勞倫斯的實證

然而勞倫斯沒有這種困擾。他的體重降到 77 公斤，並成功保持現狀。「我減肥成功，現在幾乎可以做朋友們做的事情。我嚴格保持低碳的要求，但偶爾放縱一下，之後再回到正軌。」勞倫斯仍然是易胖體質，而低脂飲食對他來說無效，因為他也有高胰島素阻抗。但他還年輕，不像瑪麗有數十年代謝失調的問題，所以能夠持續減重，他成功地重置體內的系統。當然，如果他開始吃垃圾食品，一定會很快復胖。他那些瘦（一直都很瘦）子朋友能夠耐受比他更多的碳水化合物，但偶爾的「破功」並不會對他帶來太大的傷害。

胰島素阻抗＋高碳＝大麻煩

現代疾病的統一理論

現代疾病如糖尿病、癌症、阿茲海默氏症等神經系統和心血管疾病都有多種原因，但它們也有共同的代謝途徑；長期胰島素過高即是元兇。所謂的「慢性非傳染性」疾病幾乎都與高胰島素血症有關。如圖 4 顯示出現代社會中多數疾病與高胰島素有很大的關聯，而且這些疾病以前幾乎都不存在，直到近代才出現。

胰島素超負荷的結果

圖 4：長時間的高胰島素幾乎直接與身體每一個器官和系統的損傷有關（經由完善科學證實）[35]。

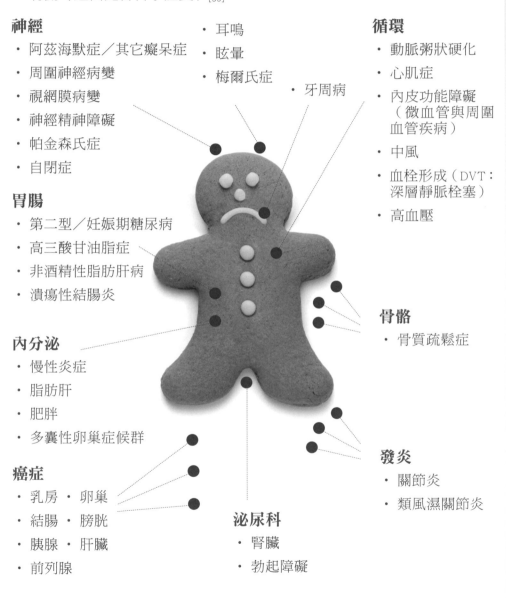

神經
- 阿茲海默症／其它癡呆症
- 周圍神經病變
- 視網膜病變
- 神經精神障礙
- 帕金森氏症
- 自閉症

胃腸
- 第二型／妊娠期糖尿病
- 高三酸甘油脂症
- 非酒精性脂肪肝病
- 潰瘍性結腸炎

內分泌
- 慢性炎症
- 脂肪肝
- 肥胖
- 多囊性卵巢症候群

癌症
- 乳房　・卵巢
- 結腸　・膀胱
- 胰腺　・肝臟
- 前列腺

- 耳鳴
- 眩暈
- 梅爾氏症

- 牙周病

泌尿科
- 腎臟
- 勃起障礙

循環
- 動脈粥狀硬化
- 心肌症
- 內皮功能障礙（微血管與周圍血管疾病）
- 中風
- 血栓形成（DVT：深層靜脈栓塞）
- 高血壓

骨骼
- 骨質疏鬆症

發炎
- 關節炎
- 類風濕關節炎

是什麼造成胰島素阻抗？

胰島素阻抗是由一系列危險因子引起的，其中大部分是「現代」問題，例如長期的壓力和日照不足。我發現 22 個可能導致胰島素阻抗的因素（參考第 233 頁〈危害現代生活的實例〉）。

黎安的實證

　　黎安的案例說明胰島素阻抗的不同原因。她是那種從來沒有體重困擾的人，她對碳水化合物的耐受度基本正常，不太容易快速增胖。大多數時間裡，不管她攝取多少碳水化合物，她往往都能消耗掉，當她還是一名運動員時更是如此。攝取大量的碳水化合物，然後在劇烈運動中消耗掉大量的碳水化合物，保持平衡。黎安的問題（並且持續）其實是來自她的其它生活習慣，這使得她產生臨時的胰島素阻抗。睡眠不好、壓力大、酒精、加工食用油、缺乏運動……更是在不知不覺中增強她的胰島素阻抗。當黎安度假放鬆，沒有以上這些狀況時，她很少會有心情不好或難以保持體形的困擾。然而在應付繁忙家庭生活和緊迫盯人的工作行程時，要保持好心情和好體形異常困難。

　　若再加上更不利的食物環境（午餐需要應酬、搭機或匆忙時，黎安往往很難忌口），最終她所攝取的碳水化合物含量會比根據自己意願選擇的還要多，而且每當受壓時，她也會吃碳水化合物，再一次加強胰島素阻抗，這是非常可怕的惡性循環。

胰島素阻抗 + 碳水化合物 + 高壓 = 代謝崩潰

每個人的胰島素阻抗都不斷在改變，其中影響的因素包括壓力、睡眠、食物和基因，因此這有助於我們瞭解如何量身規劃我們的生活方式（特別是飲食）以適應個人的需求。為了回到最佳狀態，黎安需要解決她的飲食和整體的工作壓力。瞭解人類健康和福祉的關鍵在於瞭解胰島素阻抗，當你瞭解情況的來龍去脈，便可以採取因應的措施。

黎安說：「有時我覺得我應該喝一杯酒，但結果往往變成三、四杯。在緊張忙碌的一周後，我可能幾天不喝酒，錯過計畫中大部分的鍛鍊，並且需要補眠。我也會嘗試極低碳LCHF飲食，但老實說，要料理家人三餐，吃飯匆匆忙忙，工作配午餐和旅行，保持好身材幾乎不太可能。有些人或許有組織和彈性這麼做，但我沒有這種優勢。」

黎安的故事指出，要維持代謝正常需要具備好幾件事，其中有許多的確不容易。例如，有些你無法改變——基因（見第233頁〈危害現代生活的實例〉）。不過即使如此，LCHF的飲食方式也有助於降低傷害，不符合自然規律、充滿壓力的現代生活方式實在不可取。保持最佳健康狀況需要我們自己負責獲得足夠的運動和陽光，具有適當的恢復策略，以預防持續的壓力累積。

危害現代生活的實例

這個章節我列出 22 個我觀察到的促使代謝失調的因素，可悲的是，現代生活的環境下，一個原本該面對完全不同生活形態的系統產生了反作用力，這 22 個因素點出為何個人對碳水化合物的耐受度差異很大。如果你能回歸更傳統的生活方式，那麼你很可能可以攝取更多的碳水化合物卻不會有新陳代謝的問題，這是因為打造健康不只是靠食物而已，尤其是壓力、睡眠不足、缺乏陽光和污染等，如下所述，這些因素都會影響你的胰島素阻抗。

造成胰島素阻抗的因素

造成胰島素阻抗的因素	可能的機制和解決辦法
壓力	壓力會造成下視丘－垂體－腎上腺軸（HPA）釋放腎上腺素和皮質醇，讓身體做好「非戰即逃」的準備（啟動交感神經系統）。這些反應的目的在於挽救你的生命，好讓你即使是面臨不明確的情況也能夠迅速脫身。在現代生活中，這個系統可能開啟幾天、幾周、幾個月，甚至是幾年（稱為長期壓力）。 壓力反應的設計一次只能持續幾分鐘，而高壓加上高碳水化合物會導致胰島素阻抗、高胰島素血症和代謝失調，因此壓力和碳水化合物這種組合最終會促使你發胖。
睡眠不足	睡眠不足也會刺激HPA，產生與壓力相同的結果[36]。現在我們睡得愈來愈少，體能上的勞累、白天不再暴露於明亮的日光下，與夜間長期處於「藍色波長」下，都會影響有助於睡眠的褪黑激素。試想一下，如果你按照日常的日夜節奏進入睡眠，這是多麼棒的感覺啊！尤其是露營。
吸菸	另一個很明顯的事實是吸菸對你有害。吸菸會導致慢性發炎，進而造成胰島素阻抗。
日照不足 （維生素D不足）	證據指出，許多人體內的維生素D偏低。這是一種有助於調節胰島素敏感性的激素。維生素D偏低意味著胰島素阻抗[37]。
日照太多 （曬傷）	當暴露於自然光（UVB）時，人體會製造維生素D。短時間暴露於正午的陽光下可以產生大量的維生素D。維生素D也可以從全動物中獲得，包括肝臟和鱈魚肝油產品。有關維生素D補充劑的討論層出不窮，而證據也是眾說紛紜。 我指的是短暫暴曬正午的陽光。曬傷和曬黑會為身體帶來氧化壓力和發炎，這兩者都可能產生胰島素阻抗，並增加患病的風險。皮膚癌會致命。

造成胰島素阻抗的因素	可能的機制和解決辦法
各種污染物和毒素（例如煙霧）	許多不同的污染物和毒素，例如空氣污染，可能會對細胞產生氧化傷害和發炎，這是一門仍在探索中的科學。
久坐不動	長時間久坐不動是健康亮紅燈的極大危險因素（意味著這是一個風險因素，即使你有運動）。一種名為脂蛋白脂肪酶（LPL）的酶將被上調，進而促使你的脂肪細胞儲存更多的脂肪[38]。
缺乏運動	運動會提高胰島素敏感性。運動有助於細胞內的葡萄糖轉移和利用。運動量不足則完全相反[39]。
運動過度	運動過度，特別是當你無法適時恢復時，結果會導致大量活性氧（ROS）積聚在體內。這些是發炎因子，會損害免疫系統功能，並且刺激HPA。過量的運動也可能抑制雄激素，如睾酮，進而增加胰島素阻抗。
飢餓	缺乏食物的身體將轉換為燃燒脂肪的模式。我們體內至少有兩種類型的細胞——腦細胞和紅血球細胞——不需要依靠胰島素來攝取葡萄糖。所以飢餓最終的結果是其它細胞暫時具有胰島素阻抗性，好讓葡萄糖優先進入最危急的領域，這正是系統運作的方式。
高糖飲食	糖由葡萄糖果糖組成，對身體是三重打擊[40]。首先，葡萄糖會引起胰島素反應。其次，果糖雖不會引起胰島素反應，但大部分會轉移到肝臟並轉化為三酸甘油脂（脂肪），一些則以脂肪形式儲存在肝臟中，而該過程殘餘的物質會透過磷酸化、尿酸和降低一氧化氮生物利用率導致胰島素阻抗。最後，當你愈持續這種狀態，你的血糖就愈高，而且這個狀況本身就足以對身體造成傷害。

造成胰島素阻抗的因素	可能的機制和解決辦法
Omega-6脂肪酸比例高於Omega-3	大量Omega-6脂肪酸（主要來自加工種子油）和少量Omega-3脂肪酸（如多脂魚油）會促使發炎 [42,43] 和胰島素阻抗。最好避免加工種子油和多吃完整、真正的食物。 大多數人都知道加工反式脂肪的危險性，幾乎所有人都認同這些油有害，這些油與乳製品中自然生成的反式脂肪（共軛亞麻油酸或CLA）完全不同。
碳水化合物過量	當葡萄糖（碳水化合物）攝取量多過正常的能量需求時，我們會進入多元醇的途徑 [44]。這意味著大量葡萄糖最終轉化為果糖，進而導致更強的胰島素阻抗。
晝夜節律	肌肉中的胰島素敏感性會跟隨晝夜節律（24小時）產生變化。健康人體的胰島素敏感性通常早晨比下午或傍晚多約25%。因此，相同的碳水化合物在早上吃和當天晚些時候吃具有不同的代謝作用 [45]。
高鐵蛋白血症	鐵儲存量增加可能導致第二型糖尿病的發展。目前一個有力的假說為，低血清鐵蛋白具有保護作用，因為高鐵會導致胰島素阻抗 [46]。 這仍然是發展中的科學，但很可能是吃太多瘦肉和摒棄動物的其它部分，如脂肪、器官和骨骼進而導致許多人出現高血鐵水平。
缺乏各種微量營養素	各種維生素和礦物質缺乏與糖尿病和其它慢性疾病有關，這方面可能涉及糖代謝和細胞胰島素敏感性，而這就是為何我們強烈主張攝取人類干擾因素最低的全植物和動物食物的原因之一。如果你確實做到，那麼你應該不會缺少微量營養素或需要補充品。

造成胰島素阻抗的因素	可能的機制和解決辦法
本身胰島素過高	高胰島素會激發代謝循環，刺激更多的 β 細胞生長和壓力。胰島素是一種炎性合成代謝激素，我們需要它，但過量會產生問題。 攝取碳水化合物會使胰島素升高，最終造成胰島素阻抗。現在即使較少量的碳水化合物也具有相同的作用。高胰島素會干擾瘦素信號傳導，讓你在不該進食時仍吃不停[2]，因此陷入飲食過量和胰島素阻抗更甚的惡性循環。
月經週期	在整個月經週期時，胰島素敏感度的變化約為15-20％。胰島素阻抗的高峰期在排卵後6至10天間（從早期黃體期開始）。胰島素阻抗增加與雌二醇和孕酮水平呈正相關，但與卵泡刺激激素和性激素結合球蛋白呈負相關[47]。
懷孕期	懷孕會誘發胰島素阻抗。理由很簡單，胰島素阻抗幫助將營養素優先送給胎兒，母親則依賴脂肪燃燒提供能量[47]。
腹部肥胖	脂肪儲存集中（內臟脂肪）對健康特別危險，因為這會釋放炎性細胞因子，如白細胞介素6和8，進而導致胰島素阻抗等問題[48]。對於超重的男性來說，脂肪累積在乳房區域會導致雌激素分泌增加，抑制睪酮並造成新陳代謝問題。

造成胰島素阻抗的因素	可能的機制和解決辦法
腸道微生物不足	現在科學界引爆一股研究存在於腸道內數十億微生物的熱潮 [51]。腸道微生物會影響體內腸道通透性和發炎症狀，這是胰島素阻抗的一部分。我們至今仍對究竟是什麼構成腸道健康和什麼會影響腸道通透性所知甚少。已知的部分如下： • 植物纖維的發酵也發生在人類結腸中。草食動物會將草發酵成脂肪，其大部分的能量來自短鏈脂肪酸（SCFA）。乳牛屬於LCHF飲食！人類消化的大部分纖維變成可利用的SCFA，有些可滋養細菌，有些有助於腸壁，有些則是進入血液，並且在其中發揮作用。 • 含有纖維產品的卡路里計數有誤差，也是為何卡路里不是卡路里的另一個原因。芹菜就是一個很好的例子：人們聲稱芹菜含有的熱量比消化它所需的熱量還要少。從某種意義上來看，這可能是真的，因為即時可利用的碳水化合物含量很低。但是如果你算上纖維，然後纖維發酵成脂肪，那麼最終會產生超出原本計算的卡路里。 • 纖維含量高的高碳水化合物膳食可以轉化為高脂飲食，這可能是人類史上的情況。 • 加工碳水化合物繞過整個機制，並將促使胰島素升高的碳水化合物從胃和小腸進一步轉移到上層的系統中。 • 抗生素會破壞腸道中的微生物，所以請只在必要時才服用，並補充帶有活菌的優酪乳，以恢復腸道中的好菌。

造成胰島素阻抗的因素	可能的機制和解決辦法
種族／基因／家族史	我們對膳食碳水化合物的反應因個體遺傳而有不同，有些人對碳水化合物非常不耐受，有些則影響不大。這很可能反映人們在遺傳史中對膳食碳水化合物和食品安全性的接觸情況。像太平洋島民的族群可能不太耐受高碳水化合物飲食，而撇開這個列表中的其它，有一些健康的亞洲群族或許能耐受較高的碳水化合物[49]。 從AMY1（唾液澱粉酶代碼，唾液中的澱粉消化蛋白）的基因差異中得到證據顯示，基因確實存在這些差異。與低AMY1基因表達組相比，高AMY1基因表達組對膳食澱粉的耐受性更好，血糖反應也較低。最近的一項研究顯示，高AMY1基因表達的人，其超重或肥胖的可能性比低AMY1基因表達的人少8倍左右[50]。

胰島素阻抗的臨床診斷

衛生單位有一系列的檢驗，可以診斷你是否有胰島素阻抗。

空腹高血糖

醫生可以幫你做這個標準測試：在早晨空腹時抽血。正常情況下，經過一夜的血糖值將恢復正常。如果沒有，那就表示你有胰島素阻抗。

患有胰島素阻抗的數值區間：

- 6.1 - 6.9 mmol/L （110 - 125 mg/dL）——世界衛生組織（WHO）的標準
- 5.6 - 6.9 mmol/L （100 - 125 mg/dL）——美國糖尿病協會（ADA）的標準

高 HbA1c（糖化血色素）

衡量血糖正常與否還有一個更好的方法，稱為糖化血色素（HbA1c）。它可以顯示紅血球細胞被血糖損害的百分比。因為紅血球每隔幾周會完全更新，HbA1c 值可以顯示過去幾周（可能為 4-6 周）平均的血糖值。正常 HbA1c 介於 5.8％和 6.4％（40-47mmol / mol）之間；高於這個數值意味著你的血糖水平至少在某些時候是偏高的。

口服葡萄糖耐受性試驗

這是醫生用來確定你是否患有第二型糖尿病或糖尿病前期的測試。通常在禁食隔夜後喝下 75 公克純葡萄糖的標準飲品，並在之後測試你的血糖值是否持續偏高。

兩小時後血糖值在 7.8 - 11.0 mmol/L（140 - 199 mg/dL）表示患有糖尿病前期。

血糖值超過 11.0 mmol/L（199 mg/dL）表示患有糖尿病。

結果意味著什麼？

根據定義，這些數值表示具有中度至嚴重胰島素阻抗，且可能已持續數十年。如果你有這些狀況，那麼或許 LCHF 飲食對你有益。

但結果並非如此，真正的問題在於，你可以通過任何一項測試，但仍然有胰島素阻抗和上述所有問題。為什麼？因為目前的醫學檢測是針對我們無法將多少葡萄糖送入細胞，而不是我們本身產生多少胰島素。許多人能以可接受的速度將葡萄糖轉移到細胞中，但需要使用大量的胰島素來完成。這就是現代醫學尚未注意到的最大問題：大部分人被告知，他們的代謝正常，但其實不然。他們進行測試後被告知一切都很好，只有當他們出現「末期」症狀時，我們才會採取行動，你看到問題所在了嗎？

但是，你能否在沒有臨床診斷的情況下，自己觀察症狀？如果以下列出的症狀中你符合其中四種，那麼很可能你就有胰島素阻抗的問題。

胰島素阻抗自我檢查表

即使有正常的血糖反應，長時間的高胰島素也會對健康造成危害。以下是胰島素阻抗的自我檢查表（非科學）：

○ 我一輩子都控制不了體重。

○ 我的腰圍很粗（男性超過 100 公分；女性超過 85 公分）

○ 我總是覺得很餓

○ 我經常感到疲倦、疲憊或沮喪。

○ 我有高血壓

○ 我有經常性低血糖

如果其中一項葡萄糖測試顯示你有高血糖，那麼無論你在檢查清單中的表現如何，你都有胰島素阻抗。控制胰島素阻抗最有效的方法就是限制碳水化合物，可以協助你重置新陳代謝。請參考圖 5 碳水化合物耐受曲線。

碳水化合物耐受曲線圖

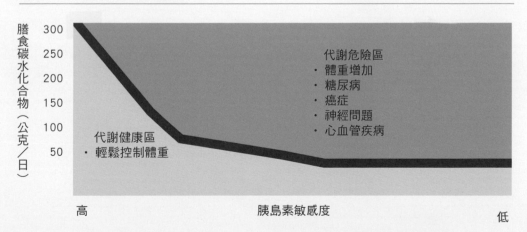

圖 5：碳水化合物攝取量可以控制胰島素阻抗的程度。左邊是我們的飲食目標。

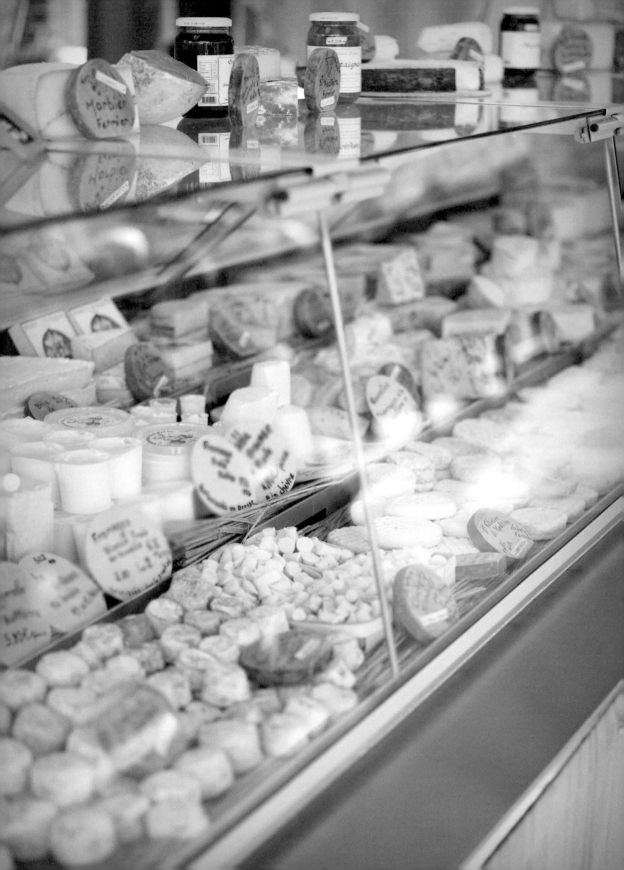

攝取脂肪不會讓你
不健康（或變胖）

肥胖恐懼症導致我們採取低脂肪、高度加工、富含糖的「偽」食物飲食法。

在本節中，我們將平反脂肪對健康有害的謬誤。要達到這個目標，我們需要探討更詳盡的科學研究。至於你想要瞭解多深，這是你的選擇。如果你覺得科學內容太艱深難懂，你可以隨時翻閱〈長話短說 LCHF 飲食安全嗎？〉（第 250 頁）。

如前所述，胰島素是驅動脂肪儲存的主要激素，而胰島素分泌主要是受到膳食碳水化合物所驅動。雖然脂肪攝取過量可能變胖，但對採取 LCHF 飲食法的人來說，這不太可能發生。因為飢餓和能量平衡系統會發揮作用，飽足感意味著你的「能量輸入」調節得當。

脂肪和傳統的社會

傳統社會的研究指出，不管是古代或現代都沒有證據顯示，在全食物飲食和傳統生活方式的背景下，攝取大量的脂肪會造成危害。派爾斯（Weston A. Price，人類學家和牙醫師）[52] 和史蒂芬生（Vilhjalmur Stefansson，早期的北極探險家和民族學家）[53] 等人的研究資訊豐富有趣。事實上，高度依賴脂肪的社會具有長期的良好健康史，這點對於理解膳食脂肪如何影響血液中脂肪是一項重大的突破：脂肪並不會導致健康不佳。

脂肪，特別是血液中的飽和脂肪，對於健康來說特別要留意，因為糖尿病、心血管疾病等都與其相關。根據「人如其食」的概念，我們似乎要避免攝取飽和脂肪，但身體的運作並不是這麼直截了當。研究指出，不同的食物組合對血脂有顯著的影響。正是這種微妙複雜的現實，才能從根本上破除傳統的脂質假說，並且讓我們明白為何低碳水化合物飲食對許多人而言更好。

實例 A
佛賽思、芬尼等人

我的朋友、同事和現代低碳研究和實踐創始人史帝夫 · 芬尼（Steve Phinney）博士有一項經典研究 [13]，參與者被分配到採取 LCHF 飲食或心臟基金會主張的低脂高碳飲食（兩種卡路里相等）其中一種，他們分別接受類似這些飲食的膳食數周，並且進行血脂測試。

相較於低脂高碳飲食組，儘管 LCHF 組攝取的脂肪量是低脂高碳飲食組的三倍，而且食物中飽和脂肪量也是三倍，但他們的血脂（見圖 6 中淺藍色線）是採取低脂高碳飲食組的一半（見圖 6 深藍色線條）。這就是問題所在，吃碳水化合物會轉化成為血液中的脂肪。看吧！從這個科學研究即可證明脂質假說有誤。

對於實事求是的科學家來說，圖 7 顯示同一個研究的其它數據，但特別關注血液中的飽和脂肪酸（SFA）水平（左圖）。你看到相同的結果，低脂飲食（深藍色）的反應比低碳高脂飲食（淡藍色）更差。酯化膽固醇讓我們能夠瞭解肝臟中的脂肪，並且證明低脂飲食對肝臟有相同的不利影響。最後，如果我們觀察由碳水化合物產生的飽和脂肪（一種稱為新生脂肪生成 de novo lipogenesis 的過程）的變化，我們又會在血液和肝臟中看到同樣的情況 [15]。在攝取更多的脂肪和更少的碳水化合物時，脂肪反而會減少。

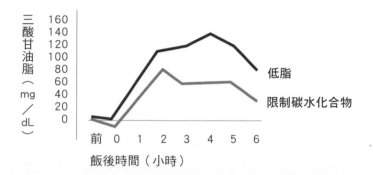

圖 6：攝取碳水化合物會使血液脂肪比攝取脂肪時更多！[13]

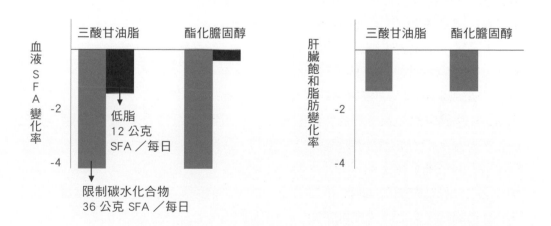

圖 7：相較於高脂飲食，低脂飲食肝臟脂肪下降的比率較少。左圖顯示這點，當你攝取較多的脂肪時，血脂下降的比率也較多。有證據顯示，肝臟本身會從碳水化合物產生脂肪：右圖顯示當你採取高脂低碳飲食時，肝臟產生的飽和脂肪也相對減少[13,15]。

實例 B
EPIC 研究

最後一塊拼圖來自評估長期攝取脂肪對健康影響的研究。大歐洲研究，如 EPIC 研究，將罹患疾病和／或死亡的族群與各方面條件相似，除了血脂肪不同的族群對照（稱為前瞻性病例對照研究），這些研究提供更具體的證據，關於血脂和健康之間的關係。EPIC 研究在一九九三年收集 340,234 人的血液，並且從那時起追蹤這些人。在二〇一四年《柳葉刀糖尿病與內分泌學》（The Lancet Diabetes and Endocrinology）的論文中 [54]，研究人員辨識 12,403 名糖尿病患者後發現，推測罹患糖尿病與否是以血液中的飽和脂肪為主，而不是血液中的總脂肪。

之後他們觀察血液中飽和脂肪的特定類型，結果非常有趣。事實證明，脂肪分子的長度，特別是「主幹」碳鏈的長度，可以得知這些脂肪來自哪裡（飲食或其它方面）。雙數鏈脂肪酸可來自特定的飲食來源然後進入血液，但很明顯也有「新生」——身體利用碳水化合物產生——且被推測為有害性的脂肪酸（糖尿病）。來自乳製品的單鏈脂肪酸和極長鏈脂肪酸都可以降低罹患糖尿病的機率。

在二〇一二年的一篇論文中，從同一群人中抽取一部分觀察也得到完全一樣的結果 [55]。圖 8 顯示血液中的總脂肪影響不大，而血液中的飽和脂肪是有害的。當這些脂肪來自乳製品時，我們看到其對健康的益處，但當大多脂肪來自「新生」（碳水化合物生成）時，我們看到其傷害性。這足以證明脂質假說是錯誤的，我們需要更細微地區分飲食建議法。所以，沒錯，血液中的脂肪——至少是飽和脂肪，但不是所有的脂肪——會影響你的健康，但重點在於這些脂肪是經由何種途徑進入血液。

脂質假說的首要假設是攝取脂肪，尤其是飽和脂肪會使你的「指數」變紅字，特別是膽固醇。這是 LCHF 新手經常詢問我們的問題，但攝取大量脂肪，且採取低碳水化合物飲食，會使所有健康的血液標誌（包括膽固醇分佈）獲得改善。優質隨機對照臨床試驗進行包括膽固醇在內的代謝標誌對照比較也證實了這一點。

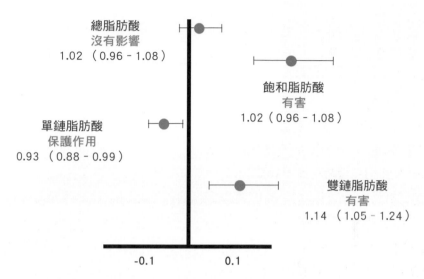

總脂肪酸
沒有影響
1.02（0.96 - 1.08）

飽和脂肪酸
有害
1.02（0.96 - 1.08）

單鏈脂肪酸
保護作用
0.93（0.88 - 0.99）

雙鏈脂肪酸
有害
1.14（1.05 - 1.24）

-0.1   0.1

每標準差脂肪酸增加的連續危險對比值（95% CI）

圖 8：血液中的飽和脂肪仍然會導致問題，但膳食脂肪或許不是主因，真正有害的很可能是來自碳水化合物生成的脂肪 [55]。

實例 C
佛賽斯等人

我選擇佛賽斯（Forsythe）等人[14] 的一項研究來解釋膽固醇標記的影響；在這個研究中，參與者採取 LCHF 或所謂「有益心臟」的低脂等量卡路里飲食。佛賽斯和他的同事們測量所有醫生會檢查的所有標誌，再加上幾個更進一步的標記。圖9 顯示 LCHF 飲食者（淺藍色）與低脂飲食者（深藍色）兩者比較的結果。其中 LCFH 飲食除了高密度脂蛋白膽固醇（HDL）增加（我們要提升的部分）之外，其它的每個標誌都有降低的跡象，這個研究結果清楚指出 LCHF 組的結果明顯優於低脂組：

- 減重（身體質量）和腹部（腰圍）脂肪

- 血脂改善（三酸甘油脂，TG）

- 所有會增加疾病風險的現代膽固醇指數皆獲得改善（參考第 261 頁膽固醇指數詳情）

- 控制血糖的所有標誌皆有所改善

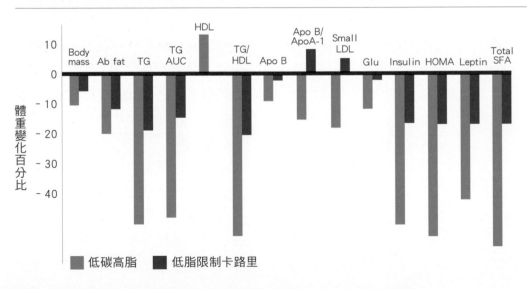

圖 9：所有心血管代謝風險的標誌，LCHF 飲食改善的比率比低脂飲食更高 [14]。

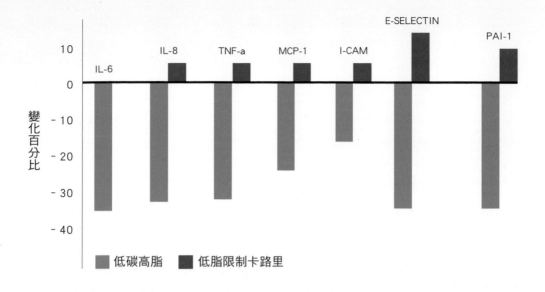

圖 10：發炎被認為是健康情況不佳的關鍵因素。圖表顯示 LCHF 飲食者的每個發炎標誌都有改善；低脂飲食者最好的是沒有變化，其它則是變得更差[14]。

脂肪無罪

令人震驚的事實是，脂肪從未被證實為有害人體，而真正具有爭議的是，過去三十年脂肪恐懼症所造成的傷害大於其好處，因為去脂的作法導致人們以碳水化合物取代之。況且相關衛生部門仍然繼續支援食品工業的低脂口號，結果造成大量低脂、高度加工、含糖的「偽食品」供應量。

儘管沒有任何證據證實這個看似合理的起始假設，但卻以此制定飲食指南，更糟糕的是，經過幾十年沒有

明確證據支持「低脂」飲食的建議，且有大量證據顯示 LCHF 飲食無害，公共衛生卻仍然力挺低脂訊息。低脂最大的問題在於這同時是高碳水化合物，因為你必須從其它方面獲取能量。

更重要的是，儘管有相反的證據，許多科學家仍然將全脂乳製品描述為有害。他們認為我們的壽命比以往任何時候都長（這是真的），冠狀心臟病和癌症死亡率下降（也是真的），這些都要歸功於同時減少膳食

脂肪和飽和脂肪，因此證明脂肪和飽和脂肪才是元兇。但這個觀點的問題在於它是基於相關性研究，而相關性與因果關係有很大的不同。相關性僅意味著兩件事之間存在著關係，在這種情況下，膳食脂肪攝取量減少的時間正好與生活形態疾病減少的時間吻合，但這並無法代表兩者之間的因果關係，因為在相關性研究中並未考慮到其它變數。

的確我們現在更長壽，但因慢性疾病造成的死前殘疾率上升也是事實。現代的趨勢是活得更久，慢慢地老死，加上很多（昂貴的）醫療保健和低品質的生活，我們稱之為高發病率。降低死亡率的議題中其實隱藏了更多人患有疾病的事實。死亡率降低主要反映出我們有更好的治療，而不是因為我們降低膳食飽和脂肪的攝取

量。由心血管疾病導致的死亡人數減少，主要歸功於更好的照護、預防、治療和微量營養素的利用率（如紐西蘭的硒）[56]。脂質假說及其對公共健康的影響（低脂高碳水化合物食物金字塔）顯然是人類歷史上最大的醫療失誤。不過，憑心而論，我們永遠不會知道其真正的衝擊，因為關聯性的證據與因果關係無關。所以我對醫療失誤的說法也只是我的假設！這很公平吧！

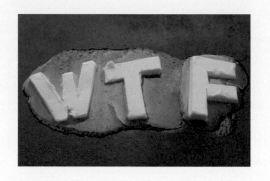

長話短說
LCHF 飲食安全嗎？

如果你跳過深入科學直接閱讀此概論，那麼你真正需要知道的是，LCHF飲食顯示在預測疾病風險方面，至少在短期或中期都有改善。這點是肯定的，一切都指向正確的方向。評論者提出，目前沒有長期可能造成傷害的數據，也沒有長期的安全證據，其中有三個理由說明 LCHF 的批評是沒有根據的：

1

進化邏輯。我們提出的飲食法，是人類在地球上有始以來，大部分時間所採取的安全飲食法。你想要長期嗎？那麼，沒有什麼比進化還久了吧！好吧，評論人士說，這個證據在這個難題上頗有說服力的，但是還不夠。

2

沒有不利的證據，只有效益（正如我們在醫學研究中所指的，至少是「非劣性」），目前醫學科學認為對健康重要的一切指數都會隨著 LCHF 飲食而改善。

對一群採取 LCHF 飲食法的人進行為期 40 年的調查是不可能的。首先，經費太高，花費肯定高達數億美元。其次，根據我們所知的邏輯，我們知道哪些會帶來傷害？因此這種試驗甚至不合乎道德，特別是在這麼長的時間進行控制組對照。

我們要諒解之所以沒有進行 LCHF 試驗是因為這些實驗沒有幫助，且這類型的試驗難以完成，是一種不

3

社會上有慢性疾病的問題，而且目前的飲食方法不見成效，有時甚至有害。我們在低脂飲食試驗中看到這一點，例如耗資 7 億美元的婦女健康關懷研究（WHI），即使減少脂肪和飽和脂肪攝取量，結果也沒有優於基準飲食的效益，甚至顯示出對已有心血管疾病的婦女會造成傷害 [57]。支持維持低脂現狀的學者認為，我們需要長期的研究來顯示人們可以採取低碳飲食長達 40 年且沒有任何傷害。這太荒謬了，因為這種研究根本無法完成。如果遵從他們的邏輯，那麼任何藥物都不會被批准，也不會有任何的飲食建議，從心理學到戒菸等健康方面的大部分治療也都甭提了。

切實際的挑戰。國際證據和我們自己的研究顯示，LCHF 飲食法是胰島素阻抗患者最佳的選擇，但這極需要主流健康和醫學的認可。毫無疑問，未來數十年的研究將會出現細微的差別，而我們需要更完善的作法，就像人類營養學這類新興科學領域的過程，即使如此，我們現在就得開始，不然這才是真正的違反道德呢！

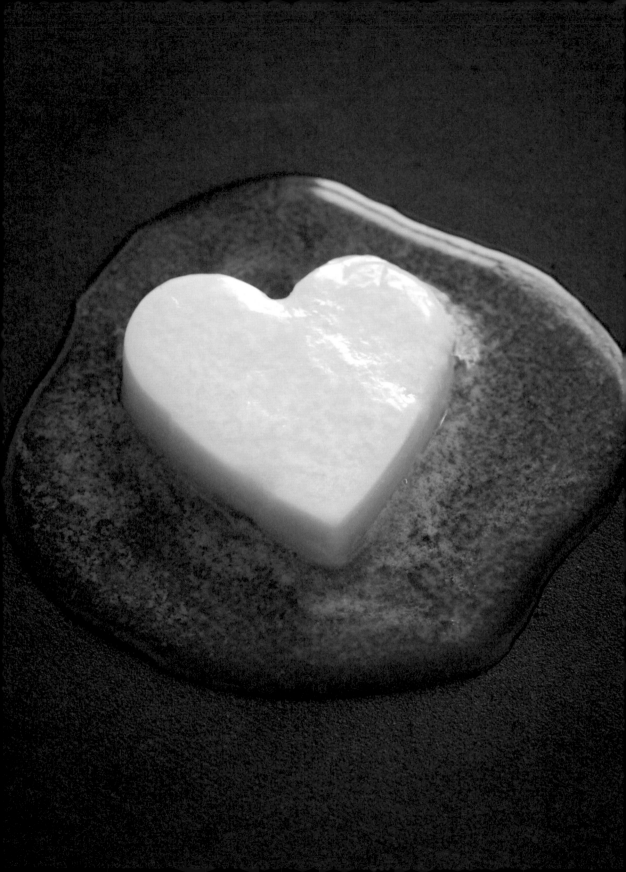

攝取飽和脂肪安全嗎？

在上一節，我們已經還給脂肪一個清白，但我知道有些人對飽和脂肪仍然要一個肯定的答案。在這裡，我們將更深入一點，重點放在那個被稱為終極壞蛋的飽和脂肪。

整合分析

研究「X 是否對 Y 有影響」的一種科學方法是進行整合分析。整合分析會收集該主題已知全部有效的數據，重新進行集體分析。分析這些數據需要特定的數學技術和嚴謹性，因為關於飲食脂肪，特別是飽和脂肪的爭議很大。這類的研究層出不窮。

近年來的一些整合分析發現，在研究受試者的心臟病或總死亡率的相對風險中，與那些攝取最多和最少飽和脂肪的受試者之間並沒有顯著的關聯[58,59]，這顯示飽和脂肪攝取量與心臟病有關的證據並不準確。而霍普（Hooper）等人的一項整合分析顯示，當以飽和脂肪取代多元不飽脂肪時，攝取更多多元不飽脂肪對降低心血管的死亡率的確有影響。然而，庫奧皮奧（Kuopio）心臟研究[61]指出，其效益是在於多元不飽和脂肪的增加，而不是去除飽和脂肪。近期的整合分析也有同樣的發現。這一點很重要：多元不飽和脂肪的增加取代了碳水化合物或飽和脂肪，光這點就為心血管疾病帶來小小的健康益處。

除了透過這種機制對心臟病可能的小影響之外，沒有其它證據顯示少吃脂肪和飽和脂肪對身體有益。從我們能夠找到最全面的證據總結來看，飽和脂肪攝取量與總體死亡率無關[60]。事實上，使用多元不飽和脂肪取代飽和脂肪可能會使其它情況變得更糟。使用富含亞麻油酸（一種Omega-6 多元不飽和脂肪），但飽和脂肪含量低（5.6％）的油來取代飽和脂肪含量高，印度傳統的烹調酥油ghee（一種澄清奶油，飽和脂肪含量20%），這與印度的糖尿病和心臟病發病率上升有關。有人指出，這反而使已經失衡的 Omega-6 與 Omega-3 比例更加惡化[63]。

我們特別感興趣的是新興證據指出，高脂乳製品與健康改善有關，而低脂乳製品與健康不佳有關[54,64]。這些研究都沒有證實因果關係，但如果

你認為飽和脂肪有害，特別是乳製品*，那至少這個結果則與你所想的相反。

舉證責任

我覺得不可思議的是，在缺乏有害證據的情況下，反對飽和脂肪的聲明依然存在。膳食飽和脂肪和健康的議題非常複雜，引發科學家們的強烈反應。不過有一點我們再清楚也不過了——在全食物 LCHF 飲食法的情況下，沒有任何有害的證據。然而，在一般高碳高脂的飲食法中（標準的美國飲食），可能就存在一些問題，這似乎是由於脂肪和碳水化合物之間未知的協同作用，特別是在高度精製的加工食品中。

＊來自全食物營養師卡琳的提示：並非每個人都適合乳製品，有些人不耐受乳糖或牛奶蛋白，可能會出現腹脹、脹氣、腹痛和腸胃不適等症狀。如果你是這類型的人，那麼你就要避免乳製品。

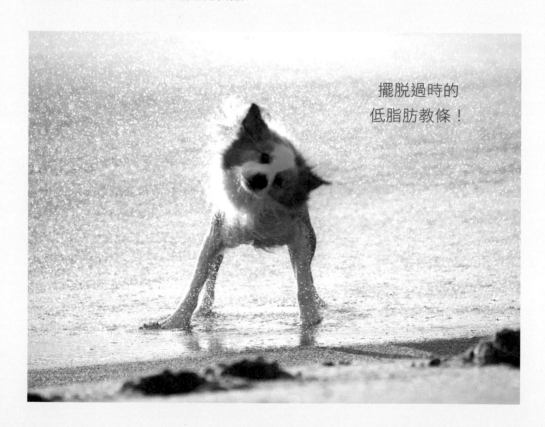

擺脫過時的
低脂肪教條！

長話短說
飽和脂肪安全嗎？

以下是飽和脂肪和健康方面實際的證據摘要，這些非常重要，因為在你開始攝取大量的脂肪，包括飽和脂肪之前，你肯定會想多瞭解一些根據以決定攝取更多的脂肪。你會想知道傳統的營養概念是錯誤的；你會想知道何謂膽固醇以及膽固醇數字真正的含義。以下是最重要的五大要點：

1

所有的整合分析都顯示脂肪對任何實際現況的結果沒有影響，包括死亡、心臟病或其它疾病。

2

攝取脂肪不會直接觸發生物機制使你變胖，但碳水化合物會。

3

同時攝取脂肪和碳水化合物會影響血液中的脂肪，而碳水化合物比脂肪更有害人體。

4

攝取大量脂肪可以改善所有的血液數值（包括膽固醇分佈）。

5

脂肪恐懼症已深植人心，這是許多人的心理障礙。LCHF 生活形態要求攝取更多的脂肪，這會引起焦慮，因為我們長期被告知要避免脂肪，尤其是飽和脂肪。

如何控制脂肪和膽固醇？

在本節中，我們會看到瑪麗、勞倫斯和黎安的血液檢查結果。他們都變瘦了，但他們是否更健康呢？我們知道在血液檢查時應該留意哪些具體的脂肪值，以便深入瞭解你的血液檢測結果。採取 LCHF 飲食法時定期檢查血液很重要，對那些可能擔心你的脂肪攝取量增加的親朋好友，你也可以以此證明，你是認真對待你的健康並採取負責任的行動。結果是不容爭論的！

脂質假說

脂質假說也稱為飲食心臟假說，在一九六〇年代和七〇年代，在科學家、醫學界（特別是製藥公司）和政策制定者掀起一股熱潮，這些想法的基本概念如下：

膳食脂肪熱量密集，其熱量是蛋白質（4 大卡／公克）和碳水化合物（4 大卡／公克）的兩倍（9 大卡／公克）。根據邏輯，攝取脂肪很可能會讓你變胖。膳食脂肪的含量會影響血液中的脂肪，特別是飽和脂肪。

飽和脂肪會提高 LDL 膽固醇（低密度脂蛋白膽固醇，所謂的「壞膽固醇」），因此，LDL 膽固醇與飽和脂肪的組合，已被證實會導致冠狀動脈心臟病。在整個過程中，低密度脂蛋白膽固醇是致病因子。言外之意，攝取較少的飽和脂肪肯定會降低冠狀動脈心臟病的風險。

多年來，這些論據主導著營養學和醫學，特別是藥物處方。它們為所謂的健康低脂食物金字塔和後續的變化奠定了基礎：美國健康食物盤、美國國家心臟基金會的營養指南、紐西蘭健康低脂 Pick the Tick 計畫和全球幾乎所有已開發國家的健康飲食指南。

血脂肪

讓我們來談談你和你的醫生都會探討的血脂肪。膽固醇是透過身體獲得——無論是從飲食還是從生物合成（在我們體內生成）——因為它是組成細胞膜的重要組成部分。膽固醇也有助於激素、維生素 D 和膽汁酸的發展，是生命不可獲缺的元素。在過去幾十年裡，科學界對膽固醇及其在體內作用的瞭解有很大的轉變。坦白說，現代醫療實踐仍然趕不上科學的日新月異，隨時保持在這個快速變化領域的尖端是值得的，因為與你的健康息息相關。

膽固醇研究的歷程

墨爾本的同事和臨床病理學家肯・西卡爾斯（Ken Sikaris）教授指出，膽固醇的科學和病理學研究的歷程表如下：

30 年前

高膽固醇被認為是一個問題，而三酸甘油脂並不重要。事實證明，在某些人群中，低總膽固醇實際上才具有健康的風險。

---

20 年前

我們知道構成總膽固醇的兩種膽固醇（LDL-C 和 HDL-C）可能具有不同的作用。LDL-C（低密度脂蛋白膽固醇）又稱為「壞膽固醇」，因為它與健康日漸惡化有關，HDL-C（高密度脂蛋白膽固醇）則是所謂的「好膽固醇」。

現在我們知道概念很簡單：飽和脂肪會增加 LDL-C 和 HDL-C，但對 LDL-C 的顆粒大小會有不同的影響。科學家們也留意到極低密度的 LDL-C（VLDL）和氧化的 LDL-C 可能是代謝健康的標誌。

我們還知道，對某些老年人而言，高總膽固醇和 LDL-C 已被證實具有保護作用而非有害[66]。

10 年前

我們對低密度脂蛋白膽固醇有更進一步的理解：

LDL-C 的粒徑大小粗略分為可能對健康具有潛在危害的小密度顆粒（載脂蛋白 B 或 ApoB）和不被認為是造成疾病過程的大蓬鬆顆粒（載脂蛋白 A 或 ApoA）。

測量血液中這些物質需要先進的生物化學實驗室，這並不是大多數病理學實驗室的標準配備。雖然我們知道測量 ApoB 和 ApoA 更好，但要測量它們並不容易，因此現在仍舊使用 LDL-C 和 HDL-C 指數。

今日

我們現在知道空腹三酸甘油脂和 HDL-C（兩者通常是標準的血液測試）的組合是測量 ApoA ／ ApoB 值很好的方法[67]。

低三酸甘油脂與較少 ApoB 和較多 ApoA 有關，因此低三酸甘油脂值可預期較佳的健康概況。較高的 HDL-C 值也與較少的 ApoB 和

較多的 ApoA 有關，這兩個的相關性是相互獨立的，所以將 TG（三酸甘油脂）和 HDL-C 數字組合在一起可以得知更好的結果。如果以 mmol / L 測量，TG / HDL-C 的最佳比值為小於 0.9；如果以 mg / dL 測量，則是小於 2.0。

現在我們可以透過 LDL-P（LDL 粒子數）來測量 LDL 顆粒的實際數量。低 LDL-P 比低 LDL-C 更能預測低健康風險，這可能是因為更高的粒數意味著更多的氧化機會（氧化的 LDL 不好）。低碳水化合物飲食可降低 LDL-P，而高碳水化合物飲食則會使 LDL-P 增加。

飲食者重點摘要

低空腹三酸甘油脂（低於 0.9）代表幾乎沒有微小密集有害的（ApoB）LDL 顆粒，這可是個好消息！採取主要為全食物的低碳水化合物、健康脂肪、適量蛋白質飲食將會：

- 總膽固醇（TC）會增加，由於高密度脂蛋白膽固醇（HDL-C）和低密度脂蛋白膽固醇（LDL-C）升高，這不是個大問題，除非你看到非常離譜的數字，如 TC > 10 mmol/ L，這就可能代表有家族（遺傳）高膽固醇的問題。

- 由於 VLDL（極低膽固醇）的分解，LDL-C 可能會增加、減少或不受影響，這通常不會有太大的問題。

- 由於三酸甘油脂下降，HDL-C（高密度脂蛋白膽固醇）會上升，這是我們樂見的情況。

- TC / HDL-C 比值降低。該比值表示 LDL 顆粒的總數。因為較高的總數可能導致 LDL 氧化，也就是動脈粥狀硬化（這是不好的），所以 TC / HDL-C 比值降低是好的。

- 由於脂肪代謝使三酸甘油脂（TG）和極低密度膽固醇（VLDL）下降，低於 1.0 mmol / L 的數字表示微小低密度脂蛋白顆粒的數量很少—這也是好的。

- TG/HDL-C 比值下降—少於 2 的比值是好的。

如果家族有遺傳性高膽固醇呢？

有一小部分的人患有家族性高膽固醇血症（家族有高膽固醇史），這在有早年心臟病發作的家庭成員中更是明顯。由於某種原因，LCHF 對這些人的效益可能不是很好，至少含有太多的飽和脂肪。我們目前不知道長期下來大量的膽固醇數量是否會對他們造成任何危害，但我們也不知道 LCHF 對這些人是否安全。

這類型的人通常有相對較高的膽固醇——總膽固醇為 6-7 mmol / L （220-270 mg / dL）。在 LCHF 飲食中，這個數字可能會達到 10 mmol / L 或更多。三酸甘油脂會變得更糟，HDL 也不會很好。如果你是這類型的人，你要謹慎一些，如考慮少吃飽和脂肪，這樣或許會好一些，但我們肯定需要更多的研究。

飽和脂肪加碳水化合物？

在高碳水化合物飲食中攝取過多飽和脂肪對身體有害這點似乎是合理的，很可能是糖、精製碳水化合物和飽和脂肪之間的作用造成某些人患病。這是標準美國飲食傷害之大的另一個原因，當然我不是給你一個飽和脂肪吃到飽的許可證。相反，我建議

低碳水化合物、高脂飲食中攝取的是所有類型的脂肪，來自全植物和動物的多元不飽和脂肪、單元不飽和脂肪和飽和脂肪。在這種情況下，LCHF 並不像那些批評家所認為的是一種高或無限量的飽和脂肪飲食。

血液指數代表什麼

- **高密度脂蛋白膽固醇**（HDL-C）又稱為「好膽固醇」，因為血液中高 HDL-D 值與心臟病風險降低有關。採取 LCHF 飲食通常可以提高這個健康指數。

- **低密度脂蛋白膽固醇**（LDL-C）又稱為「壞膽固醇」，因為血液中高 LDL-C 值與心臟病的風險增加有關。當攝取低碳水化合物時，這個數字可能會增加、保持不變或減少，結果視你的三酸甘油脂而定（見下一個要點）。我們知道 LDL-C 還有另外兩個子成分：微小密集的 LDL 和大而膨鬆的 LDL。微小密集的顆粒具有危險性；大而膨鬆則無害。

- **三酸甘油脂**（Triglycerides）是血液中的脂肪，醫生會要求你在空腹（幾個小時禁食）時測量，因

為它們受飲食的影響，尤其是碳水化合物，沒錯，血液中的脂肪受你吃下的糖所驅動！低三酸甘油脂（低於 1.0 mmol / L）意味著幾乎沒有微小密集的危險低密度脂蛋白顆粒。高三酸甘油脂意味著你的低密度脂蛋白含有許多微小密集危險的顆粒，且幾乎沒有大而膨鬆無害的顆粒。

- **血糖**是指血液中糖的含量。醫生會要求你在空腹時測量，因為吃糖意味著血液中含有更多的糖。但這個數值會有些微變動，這就是為何你要檢視下一個指數 HbA1c。

- HbA1c 或**糖化血色素（受到血糖損害的紅血球細胞）**是衡量過去幾周內的平均血糖指數。血糖會使身體的每一部分受損，所以你希望它在適當的範圍內（見下一節）。

理想的血液指數

在我們看看瑪麗、勞倫斯和黎安的血液檢測結果之前，這裡有幾個重要的概念。

膽固醇是血液中的一種蠟質物質，是生命中必要的元素，但如果過高，通常會被認為是導致心臟病和其它疾病的因子之一。這在你的血液測試中標示為「總膽固醇」（TC），

總膽固醇有兩個部分：HDL-C（高密度脂蛋白膽固醇；「好膽固醇」）和 LDL-C（低密度脂蛋白膽固醇；「壞膽固醇」）。由於這兩種成分，因此測量總膽固醇本身相對是沒有意義的。將好與壞膽固醇加總無法得知體內膽固醇確實的狀況，特別是在低碳飲食的情況下。

當你取得血液檢測結果時，請留意以下內容：

- 高高密度脂蛋白膽固醇 HDL-C（大於 1 mmol/L）

- 低空腹三酸甘油脂 fasting triglycerides（小於 1.5 mmol/L；在低碳水化合物飲食下，最好低於 1.0）

- 低三酸甘油脂／高密度脂蛋白膽固醇比值 TG/HDL-C ratio（小於 0.9 mmol/L 或小於 2 mg/dL）

- 低總膽固醇／高密度脂蛋白膽固醇比值 total cholesterol/HDL-C ratio（愈低愈好）

- 低糖化血色素 HbA1c（小於 41 mmol/mol 或 5.9％）

- 空腹血糖值 Fasting blood glucose（最好在 5 mmol/L 或以下）

- 低密度脂蛋白顆粒數 LDL-P，如果有，要在 1000 nmol/L 以下

與傳統的醫學信念相反，代謝異常實際上是飲食中的糖和碳水化合物所導致，而不是飽和脂肪。請參閱本節其它部分所有數字背後的完整科學理念。

醫生，結果如何？

瑪麗、勞倫斯和黎安都有定期做標準代謝血液測試，以觀察醫生認為可能會影響他們健康的一切指數。

瑪麗的醫生

瑪麗的醫生第一次聽到她的高脂飲食時非常驚訝。很明顯，醫生所做的一切完全遵照傳統的營養指南。「她真的很擔心吃那麼多脂肪會讓我更胖，而且飽和脂肪會使我的健康變得更糟。她鼓勵我，不，實際上她是要求我停止這種瘋狂的舉動。」

「我要求她仔細觀察我的血液結果，並同意如果出現任何問題，我會重新考慮我的作法。畢竟，我已經在服用幾種藥物，並且是第二型糖尿病患者，我不想讓一切惡化。」

勞倫斯的醫生

勞倫斯的醫生早已經加入研究中心研究飲食對血脂的影響。他是LCHF飲食領域的專家，事實上，他敦促勞倫斯繼續保持他的成功治療方法。「我想，他對營養知識的態度比大多數醫生更為開放，我很幸運能見到他。」

黎安的醫生

黎安的醫生甚至不知道她正在遵循什麼飲食法，但她確實有定期做血液檢查。「除了帶孩子看醫生外，我其實不太會去看醫生。我沒有任何嚴重的健康問題，所以有時我會被要求接受一些血液檢查，以確保身體處於最佳的狀態。實際上我可能只是每兩年進行一次檢測，因為我從未到過實驗室進行血液檢查。」

檢測結果

- HDL-C 指數從 1.2 上升至 1.6 mmol/L
- 空腹三酸甘油脂從 3.6 下降至 0.8 mmol/L
- TG/HDL-C 比值從 3.0 下降至 0.5
- HbA1c 從 55 下降至 43 mmol/mol
- 空腹血糖從 6.8 下降至 5.6 mmol/L
- 總膽固醇從 5.2 上升至 5.8 mmol/L
- LDL-C 從 4.0 上升至 4.1 mmol/L
- 減少 $2/3$ 高血壓片劑的用量，停止服用治療高膽固醇的他汀類藥物，停止服用治療糖尿病的胰島素（10 單位／天）。

瑪麗六個月內的血液檢測有大幅的改善，雖然不是最好，但這真的是很棒的結果。在傳統低脂飲食的治療法中很少會有這種結果。「我還是要再強調一次，我很高興，但也有點火大，我竟然花了一輩子才學到這個簡單的真相。」

檢測結果

- HDL-C 指數從 0.9 上升至 1.66 mmol/L
- 空腹三酸甘油脂從 1.7 下降至 1.0 mmol/L
- TG/HDL-C 比值從 1.9 下降至 0.6
- 空腹血糖從 6.1 下降至 4.9 mmol/L
- 脂肪肝症狀消失
- 牛皮癬痊癒
- 消化變好，不再便秘，現在每日如廁 2 次（之前的飲食法是 3 天一次）
- 更多的精力，脫離即將被踢出大學的身份與印象，甚至成為風雲人物

「我媽媽比任何人都更激動。我現在是一個更好、更快樂的傢伙。」

檢測結果

- HDL-C 指數從 0.8 上升至 1.8 mmol/L
- 空腹三酸甘油脂從 1.9 下降至 0.8 mmol/L
- TG/HDL-C 比值從 2.4 下降至 0.4
- HbA1c 仍然維持在 39 mmol/mol
- 空腹血糖從 5.1 下降至 4.8 mmol/L
- 總膽固醇從 4.9 上升 5.3 mmol/L
- LDL-C 從 4.1 下降至 3.5 mmol/L
- 所有對甜食的渴望、想吃巧克力的衝動和體力不濟的狀況都消失了

黎安沒有特別明顯之處，但整體上她的能量水平有很大的改善，且她的血脂肪標誌也有改善。這些全在攝取更多脂肪時發生。

生酮飲食的治療潛力

振奮人心的科學新發展指出，嚴格限制碳水化合物促使身體利用酮體而不是葡萄糖作為能量，可能對癌症、痤瘡和神經系統等各種疾病帶來正面影響。

在本節中，我們將研究 LCHF 的下一步，生酮飲食。基本上，限制碳水化合物會驅動你的身體進入一種名為營養性生酮的特殊狀態，這通常意味著每天少吃 40 至 50 公克的碳水化合物（取決於運動量和體型）。進入生酮時，大腦和大部分的身體將以酮體而不是葡萄糖作為燃料。酮體的氧化應激較少，因此代謝損傷也較小。生酮飲食為某些癌症、糖尿病、神經系統疾病，包括帕金森氏症、阿茲海默症和認知功能衰退、痤瘡和多囊性卵巢症候群等提供一個令人雀躍（和發展中）的特定飲食療法新領域。許多答案我們仍處於未知，對於使用 LCHF 作為一種治療法要格外謹慎，但是從初期的研究和實踐中得到的證據指出，生酮飲食具有鼓舞人心的潛力。

我對生酮飲食的看法

在營養性生酮的狀態下，大腦和其它器官主要從酮體（β-羥基丁酸酯和乙醯乙酸酯）中獲得能量供應。並非每個人都需要進行生酮飲食，不過，至少每個人都可以進行一段時間，因為人類原本就可以輕鬆適應低碳水化合物營養的環境。

有些人採取生酮飲食是因為喜歡那種能量上運用自如的感覺；有些人則是出於治療原因；另一些人則是受到可以減少氧化應激和改善基因表達的科學啟發。然而，有些人不建議長期營養性入酮，例如，它可能會引發甲狀腺功能問題。定期進出營養性生酮狀態可能比較類似於人類在進化過程中為了適應環境的食物可利用性所產生的自然變化。

將生酮飲食作為治療性飲食法

自一九二〇年代早期以來，生酮飲食已非常成功地應用於兒童癲癇的治療。生酮飲食作為其它情況的補充性或唯一的藥物治療已超出本書的範圍，這是一門新興但尚未完整的科學。在本書中，我們已經涵蓋減重、心血管風險和糖尿病（包括第一型和第二型）治療。如果你對第一型糖尿病特別感興趣，我建議你閱讀伯恩斯坦（Bernstein）博士的《糖尿病解決之道》

（Diabetes Solution）。生酮飲食有助於許多情況，但至今我們仍不知其全貌。當你有一把好錘子時，我們必須謹慎小心，別把所有的一切都看成釘子！我並不是主張單靠飲食而放棄傳統已被證實為有效的藥物療法（例如癌症化療）。你要諮詢專家，自己做功課（如果你有不錯的閱讀能力和具備基本生物學的知識，那就沒有任何理由不採取行動了）。

癌症

營養研究和實踐中更令人興奮的領域之一是生酮飲食在許多類型癌症的輔助治療潛力，其邏輯和研究如下：如果腫瘤在身體的某個部位，這個腫瘤就會生長，然後可能在某個時間點轉移。這意味著癌細胞在全身流動，並且在各種部位發展新的腫瘤，如肺部、肝臟和大腦等——這可不妙。富含促使胰島素升高的碳水化合物可能會助長這些癌細胞增生，而生酮飲食可提供足以使這些情況降低的環境，甚至抑制癌細胞生長。原因為何？有人指出，採取生酮飲食（使胰島素、類胰島素生長因子（IGF-1）和血糖保持在低水平）可阻斷許多腫瘤初期的助長機制，因此有助於緩解症狀。

有幾項來自不同領域的證據，其中一個為糖尿病與癌症高危險群有關；另一個是瓦氏效應（Warburg effect 參考下文），這是癌症生物學中一個重要的機制；第三個是動物研究顯示酮體對腫瘤的治療效果。最後，使用生酮飲食治療癌症的證據目前雖然有限，但持續發展中（若想深入瞭解，我強烈推薦 Fine & Feinman 的評論〈胰島素、限制碳水化合物、代謝症候群和癌症〉（Insulin, carbohydrate restriction, metabolic syndrome and cancer [68]）。

雖然我們還不能就癌症治療中的生酮飲食做出明確的建議，但前景指日可待。

瓦氏效應
（The Warburg effect）

瓦氏效應描述大多數（但不是全部）癌細胞的奇特突變。癌細胞只能使用無氧糖酵解能量，換句話說，癌細胞依賴 100% 的葡萄糖燃料系統，少了葡萄糖，癌細胞就沒有適當的燃料來源，因此無法分裂，難以生長。這真的是個好消息，因為癌細胞之所以危險就在於不受控地無限增長。

第二個相關機制，也是瓦氏效應的一部分，那就是高胰島素會刺激的胰島素類生長因子（IGF-1）激增，進

一步引發不受控制的癌細胞生長。

如果你的葡萄糖攝取量降低，進而使胰島素水平下降，因為瓦氏效應這或許能帶來效益，因為癌細胞不再受到刺激，且沒有增長的燃料。幾十年前我們就已知道瓦氏效應，但直到最近幾年，主流醫學癌症治療法才開始留意到這一點。

痤瘡

雖然有限，但有一些臨床和生理學證據指出，生酮飲食可以有效減緩痤瘡。營養不良可能透過刺激增生途徑導致痤瘡的發展。食物也有可能引發痤瘡，包括那些升糖指數高的食物和一些乳製品。胰島素的分泌可能是痤瘡的原因，透過刺激胰島素類生長因子（IGF-1），然後是一連串複雜的生長因子和激素生物化學效應。那些採取傳統全食品飲食，幾乎全是低升糖指數的人，往往很少有痤瘡的問題，而那些攝取加工西方飲食的人，痤瘡的機率通常很高。嚴重痤瘡會造成問題，特別是在青少年／成年早期。我有痤瘡，最終一種名為 A 酸羅可坦（Roaccutane 異維 A 酸 isotretinoin）的藥物讓我終結痤瘡之苦，其中含有大劑量的維生素 A 衍生物，它對人體不好，有可怕的副作用。

如果你或親朋好友患有痤瘡，這時不妨嘗試一下生酮飲食，我真希望當時我知道有營養性入酮這種方法。

神經系統疾病

像癌症一樣，生酮飲食在治療廣泛的神經退化性疾病方面出現生機，從抑鬱症到阿茲海默症、癡呆症和帕金森氏症等。飲食療法在某種程度上已成功應用於以下的神經系統問題：癲癇、頭痛、神經創傷、阿茲海默症、帕金森氏症、睡眠障礙、腦癌、自閉症、疼痛和多發性硬化症 [69]。

為何生酮飲食對大腦方面的疾病能夠發揮潛在的治療功能？透過提高三磷酸腺苷（ATP）水平和減少神經組織中活性氧的產生，酮體已被證實具有保護神經的作用。大腦異常能量代謝的正常化可能有助於緩解症狀，疾病未必能根除，但或許可以減緩疾病的進展，在這個前景看好的領域，我們仍有大量的研究需要完成。

多囊性卵巢症候群

多囊性卵巢症候群（PCOS）是一種常見的疾病，大約有 10-30％的女性深受其害，大多數是肥胖的女性（但不完全是），其主要的問題在於卵巢功能障礙。高胰島素會增加卵巢卵泡膜細胞的激素刺激，並干擾正常

排卵，使患者難以懷孕。PCOS 又名
為雄激素過多症。

目前的「主流」治療方法包括降
低胰島素阻抗，如運動、飲食、減重
和噻唑烷二酮類（thiazolidinediones）
或二甲雙胍類（metformin）藥物（均
為葡萄糖增敏劑）。任何改善（降低）
胰島素和體重的干預療法也可能有效
治療 PCOS。生酮飲食至少在個案研
究中已被證實有助於治療多囊性卵巢
症候群，不過我們還需要更多的深入
研究。

長話短說
生酮飲食適合我嗎？

如果你想嘗試生酮飲食的治療潛力，請在醫療監督下保持常規治療，並且以飲食作為輔助。 你要親自實驗，仔細感受結果如何。

生酮飲食現在已被證實可作為抗藥性癲癇的治療法[70]。

———————————

動物飲食模型顯示生酮飲食有希望治療阿茲海默症。一些人體研究也顯示正面的結果，但我們仍需要更多的研究。

———————————

一些小型臨床研究顯示，有些人在採取生酮飲食後，帕金森氏症的情況有所改善。

———————————

生酮飲食可能對腦癌具有正面的反應。我大力推薦你看一下該領域著名研究員湯瑪士・西佛里德（Thomas Seyfried）博士在線上的幾篇精彩演講。

抑鬱症、偏頭痛、肌萎縮性脊椎側索硬化症（ALS）、中風恢復和多發性硬化症（MS）都有案例研究證據和好轉的可行機制途徑。但是，所有這些都需要醫學界以更多嚴謹的實際科學來看待。請記住：缺乏證據可能意味著研究尚未完成，而不是飲食無效。再次強調，我們可以多留意這方面的新知。

附註

1 Pirozzo, S., et al. Advice on low-fat diets for obesity. *Cochrane Database of Systematic Reviews*, 2002. Issue 2, Art. No.: CD003640.

2 Saad, M.F., et al. Physiological insulinemia acutely modulates plasma leptin. *Diabetes*, 1998. 47(4): pp. 544-549.

3 Ebbeling, C.B., et al. Effects of dietary composition on energy expenditure during weight-loss maintenance. *Journal of the American Medical Association*, 2012. 307(24): pp. 2627-2634.

4 Adamsson, V., et al. Effects of a healthy Nordic diet on cardiovascular risk factors in hypercholesterolaemic subjects: a randomized controlled trial (NORDIET). *Journal of Internal Medicine*, 2011. 269(2): pp. 150-159.

5 Fabbrini, E., et al. Metabolic response to high-carbohydrate and low-carbohydrate meals in a nonhuman primate model. *American Journal of Physiology – Endocrinology & Metabolism*, 2013. 304(4): pp. E444-E451.

6 Tay, J., et al. Metabolic effects of weight loss on a very-low-carbohydrate diet compared with an isocaloric highcarbohydrate diet in abdominally obese subjects. *Journal of the American College of Cardiology*, 2008. 51(1): pp. 59-67.

7 Shai, I., et al. Weight loss with a low-carbohydrate, Mediterranean, or low-fat diet. *New England Journal of Medicine*, 2008. 359(3): pp. 229-241.

8 Gardner, C.D., et al. Comparison of the Atkins, Zone, Ornish, and LEARN diets for change in weight and related risk factors among overweight premenopausal women. *Journal of the American Medical Association*, 2007. 297(9): pp. 969-977.

9 Brehm, B.J. and D.A. D'Alessio. Weight loss and metabolic benefits with diets of varying fat and carbohydrate content: separating the

wheat from the chaff. *Nature Clinical Practice Endocrinology & Metabolism*, 2008. 4(3): pp. 140-146.

10 Brehm, B.J., et al. A randomized trial comparing a very low carbohydrate diet and a calorie-restricted low fat diet on body weight and cardiovascular risk factors in healthy women. *Journal of Clinical Endocrinology & Metabolism*, 2003. 88(4): pp. 1617-1623.

11 Samaha, F.F., et al. A low-carbohydrate as compared with a low-fat diet in severe obesity. *New England Journal of Medicine*, 2003. 348(21): pp. 2074-2081.

12 Volek, J.S. and R.D. Feinman. Carbohydrate restriction improves the features of metabolic syndrome. Metabolic syndrome may be defined by the response to carbohydrate restriction. *Nutrition & Metabolism*, 2005. 2(1): p. 31.

13 Forsythe, C., et al. Limited effect of dietary saturated fat on plasma saturated fat in the context of a low carbohydrate diet. *Lipids*, 2010. 45(10): pp. 947-962.

14 Forsythe, C., et al. Comparison of low fat and low carbohydrate diets on circulating fatty acid composition and markers of inflammation. *Lipids*, 2008. 43(1): pp. 65-77.

15 Volek, J.S., et al. Dietary carbohydrate restriction induces a unique metabolic state positively affecting atherogenic dyslipidemia, fatty acid partitioning, and metabolic syndrome. *Progress in Lipid Research*, 2008. 47(5): pp. 307-318.

16 Volek, J.S., et al. Comparison of a very low-carbohydrate and low-fat diet on fasting lipids, LDL subclasses, insulin resistance, and postprandial lipemic responses in overweight women. *Journal of the American College of Nutrition*, 2004. 23(2): pp. 177-184.

17 Yancy, Jr., W.S., et al. A randomized trial of a low-carbohydrate diet vs orlistat plus a low-fat diet for weight loss. *Archives of Internal Medicine*, 2010. 170(2): p. 136.

18 Dyson, P.A., Beatty, S., and D.R. Matthews. A low-carbohydrate diet is more effective in reducing body weight than healthy eating in both diabetic and non-diabetic subjects. *Diabetic Medicine*, 2007. 24(12): pp. 1430-1435.

19 Al-Sarraj, T., et al. Carbohydrate restriction, as a first-line dietary intervention, effectively reduces biomarkers of metabolic syndrome in Emirati adults. *Journal of Nutrition*, 2009. 139(9): pp. 1667-1676.

20 Boden, G. High- or low-carbohydrate diets: which is better for weight loss, insulin resistance, and fatty livers? *Gastroenterology*, 2009. 136(5): pp. 1490-1492.

21 Acheson, K.J. Carbohydrate for weight and metabolic control: where do we stand? *Nutrition*, 2010. 26(2): pp. 141-145.

22 Ajala, O., English, P., and J. Pinkney. Systematic review and meta-analysis of different dietary approaches to the management of Type 2 diabetes. *American Journal of Clinical Nutrition*, 2013. 97(3): pp. 505-516.

23 Dyson, P. A review of low and reduced carbohydrate diets and weight loss in Type 2 diabetes. *Journal of Human Nutrition & Dietetics*, 2008. 21(6): pp. 530-538.

24 Hite, A.H., Berkowitz, V.G., and K. Berkowitz. Low-carbohydrate diet review: shifting the paradigm. *Nutrition in Clinical Practice*, 2011. 26(3): pp. 300-308.

25 Kirk, J.K., et al. Restricted-carbohydrate diets in patients with Type 2 diabetes: a meta-analysis. *Journal of the American Dietetic Association*, 2008. 108(1): pp. 91-100.

55 Khaw, K.T., et al. Plasma phospholipid fatty acid concentration and incident coronary heart disease in men and women: the EPIC-Norfolk prospective study. *PLOS Medicine*, 2012. p. e1001255.

56 Weickert, M.O. What dietary modification best improves insulin sensitivity and why? *Clinical Endocrinology*, 2012. 77(4): pp. 508-512.

57 Howard, B., et al. Low-fat dietary pattern and risk of cardiovascular disease: the Women's Health Initiative Randomized Controlled Dietary Modification Trial. *Journal of the American Medical Association*, 2006. 295(6): pp. 655-666.

58 Siri-Tarino, P.W., et al. Saturated fat, carbohydrate, and cardiovascular disease. *American Journal of Clinical Nutrition*, 2010. 91(3): pp. 502-509.

59 Siri-Tarino, P.W., et al. Meta-analysis of prospective cohort studies evaluating the association of saturated fat with cardiovascular disease. *American Journal of Clinical Nutrition*, 2010. 91(3): pp. 535-546.

60 Hooper, L., et al. Reduced or modified dietary fat for preventing cardiovascular disease. *Cochrane Database of Systematic Reviews*, 2012. 5: CD002137.

61 Virtanen, J.K., et al. Dietary fatty acids and risk of coronary heart disease in men. The Kuopio Ischemic Heart Disease Risk Factor Study. *Arteriosclerosis, Thrombosis, & Vascular Biology*, 2014. 34: pp. 2679-2687.

62 Farvid, M.S., et al. Dietary linoleic acid and risk of coronary heart disease: a systematic review and meta-analysis of prospective cohort studies. *Circulation*, 2014. 130(18): pp. 1568-1578.

63 Raheja, B.S., et al. Significance of the n-6/n-3 ratio for insulin action in diabetes. *Annals of the New York Academy of Sciences*, 1993. 683(1): pp. 258-271.

64 Kratz, M., Baars, T., and S. Guyenet. The relationship between high-fat dairy consumption and obesity, cardiovascular, and metabolic disease. *European Journal of Nutrition*, 2013. 52(1): pp. 1-24.

65 Nago, N., et al. Low cholesterol is associated with mortality from stroke, heart disease, and cancer: the Jichi Medical School Cohort Study. *Journal of Epidemiology*, 2011. 21(1): pp. 67-74.

66 Bathum, L., et al. Association of lipoprotein levels with mortality in subjects aged 50 + without previous diabetes or cardiovascular disease: a population-based register study. *Scandinavian Journal of Primary Health Care*, 2013. 31(3): pp. 172-180.

67 Maruyama C., Imamura K., and T. Teramoto. Assessment of LDL particle size by triglyceride/HDL-cholesterol ratio in non-diabetic, healthy subjects without prominent hyperlipidemia. *Journal of Atherosclerosis and Thrombrosis*, 2003. 10(3): pp. 186-191.

68 Fine, E.J. and R.D. Feinman. Insulin, carbohydrate restriction, metabolic syndrome and cancer. *Expert Review of Endocrinology & Metabolism*, 2014. 10(1): pp. 15-24.

69 Stafstrom, C.E. and J.M. Rho. The ketogenic diet as a treatment paradigm for diverse neurological disorders. *Frontiers in Pharmacology*, 2012. 3(59).

70 Katyal, N.G., et al. The ketogenic diet in refractory epilepsy: the experience of Children's Hospital of Pittsburgh. *Clinical Pediatrics*, 2000. 39(3): pp. 153-159.

Want to know more?

We firmly believe that individuals have a responsibility for their own health. Do your homework – there is plenty out there, both in the published science and in recent books. See an updated list of recommended reads and links at whatthefatbook.com.

OUR TOP 5 RECOMMENDED READS

Why We Get Fat: And What to Do About It, Gary Taubes (Anchor, 2011)

The Big Fat Surprise: Why Butter, Meat and Cheese Belong in a Healthy Diet, Nina Teicholz (Simon & Schuster, 2014)

The Art and Science of Low Carbohydrate Living: An Expert Guide to Making the Life-Saving Benefits of Carbohydrate Restriction Sustainable and Enjoyable, Stephen Phinney and Jeff Volek (Beyond Obesity LLC, 2011)

Fat Chance: The Bitter Truth About Sugar, Dr Robert Lustig (Fourth Estate, 2014)

Death by Food Pyramid, Denise Minger (Primal Nutrition, 2014)

26 Nordmann, A.J., et al. Effects of low-carbohydrate vs low-fat diets on weight loss and cardiovascular risk factors: a meta-analysis of randomized controlled trials. *Archives of Internal Medicine*, 2006. 166(3): pp. 285-293.

27 Paoli, A., et al. Beyond weight loss: a review of the therapeutic uses of very-low-carbohydrate (ketogenic) diets. *European Journal of Clinical Nutrition*, 2013. 67: pp. 789-796.

28 Schwingshackl, L. and G. Hoffmann. Comparison of the long-term effects of high-fat v. low-fat diet consumption on cardiometabolic risk factors in subjects with abnormal glucose metabolism: a systematic review and metaanalysis. *British Journal of Nutrition*, 2014. 111(12): pp. 2047-2058.

29 Seshadri, P. and I. Nayyar. Low carbohydrate diets for weight loss: historical and environmental perspective. *Indian Journal of Medical Research*, 2006. 123(6): pp. 739-747.

30 Sumithran, P. and J. Proietto. Ketogenic diets for weight loss: a review of their principles, safety and efficacy. *Obesity Research & Clinical Practice*, 2008. 2(1): pp. 1-13.

31 Wood, R.J. and M.L. Fernandez. Carbohydrate-restricted versus low-glycemic-index diets for the treatment of insulin resistance and metabolic syndrome. *Nutrition Reviews*, 2009. 67(3): pp. 179-183.

32 Volek, J. and S. Phinney. *The Art and Science of Low Carbohydrate Living.* 2011: Beyond Obesity LLC.

33 Volek, J. and S. Phinney. A new look at carbohydrate-restricted diets. *Nutrition Today*, 2013. 48(2): pp. E1-E7.

34 McClain, A.D., et al. Adherence to a low-fat vs. low-carbohydrate diet differs by insulin resistance status. *Diabetes, Obesity & Metabolism*, 2013. 15(1): pp. 87-90.

35 Crofts, C., Zinn, C., Wheldon, M., and Schofield, G. Hyperinsulinaemia: a unifying theory of chronic disease? *Diabesity*, 2015. 1(4): pp. 34-43. doi: dx.doi.org/10.15562/diabesity.2015.19.

36 Novak, C.M. and J.A. Levine. Central neural and endocrine mechanisms of non-exercise activity thermogenesis and their potential impact on obesity. *Journal of Neuroendocrinology*, 2007. 19(12): pp. 923-940.

37 Holick, M.F. Vitamin D: importance in the prevention of cancers, Type 1 diabetes, heart disease, and osteoporosis. *American Journal of Clinical Nutrition*, 2004. 79(3): pp. 362-371.

38 Brown, W.J., Bauman, A., and N. Owen. Stand up, sit down, keep moving: turning circles in physical activity research? *British Journal of Sports Medicine*, 2009. 43(2): pp. 86-88.

39 DiPietro, L., et al. Exercise and improved insulin sensitivity in older women: evidence of the enduring benefits of higher intensity training. *Journal of Applied Physiology*, 2006. 100(1): pp. 142-149.

40 Akram, M. and A. Hamid. Mini review on fructose metabolism. *Obesity Research & Clinical Practice*, 2013. 7(2): pp. e89-e94.

41 Havel, P.J. Dietary fructose. implications for dysregulation of energy homeostasis and lipid/carbohydrate metabolism. *Nutrition Reviews*, 2005. 63(5): pp. 133-157.

42 Guldstrand, M. and C. Simberg. High-fat diets: healthy or unhealthy? *Clinical Science*, 2007. 113(10): pp. 397-399.

43 Bugianesi, E., McCullough, A.J., and G. Marchesini. Insulin resistance: a metabolic pathway to chronic liver disease. *Hepatology*, 2005. 42(5): pp. 987-1000.

44 Lanaspa, M.A., et al. Endogenous fructose production and metabolism in the liver contributes to the development of metabolic syndrome. *Nature Communications*, 2013. 4: 2434.

45 Jarrett, R.J., et al. Diurnal variation in oral glucose tolerance: blood sugar and plasma insulin levels morning, afternoon, and evening. *British Medical Journal*, 1972. 22(1): pp. 199-201.

46 Fernández-Real, J.M., López-Bermejo, A., and W. Ricart. Cross-talk between iron metabolism and diabetes. *Diabetes*, 2002. 51(8): pp. 2348-2354.

47 Street, W.W.H. Alteration of insulin sensitivity by sex hormones during the menstrual cycle. *Journal of Diabetes Investigation*, 2011. 2(4): pp. 258-259.

48 Esposito, K. and D. Giugliano. The metabolic syndrome and inflammation: association or causation? *Nutrition, Metabolism & Cardiovascular Diseases*, 2004. 14(5): pp. 228-232.

49 Wells, J.C.K. Ethnic variability in adiposity, thrifty phenotypes and cardiometabolic risk: addressing the full range of ethnicity, including those of mixed ethnicity. *Obesity Reviews*, 2012. 13 Suppl 2: pp. 14-29.

50 Falchi, M., et al. Low copy number of the salivary amylase gene predisposes to obesity. *Nature Genetics*, 2014. 46(5): pp. 492-497.

51 Fava, F., et al. The type and quantity of dietary fat and carbohydrate alter faecal microbiome and short-chain fatty acid excretion in a metabolic syndrome 'at-risk' population. *International Journal of Obesity*, 2013. 37(2): pp. 216-223.

52 Price, W.A. Nutrition and physical degeneration. A comparison of primitive and modern diets and their effects. 1939: Paul B. Hoeber, New York. Available at http://www.naturalhealingtools.com/articles/weston_a_price.pdf

53 Stefansson, V. *The Fat of the Land.* Enlarged edition of *Not By Bread Alone.* 1956: Macmillan, New York.

54 Forouhi, N.G., et al. Differences in the prospective association between individual plasma phospholipid saturated fatty acids and incident Type 2 diabetes: the EPIC-InterAct case-cohort study. *Lancet Diabetes & Endocrinology*, 2014. 2(10): pp. 810-818. Online: http://dx.doi.org/10.1016/S2213-8587(14)70146-9).

脂肪多多益瘦：如何吃對油貫徹極低碳水化合物，享瘦健康多脂新生活！／格蘭特.斯科菲爾德(Grant Schofield), 卡琳.辛(Caryn Zinn), 克雷格.羅傑(Craig Rodger)著；郭珍琪譯. -- 初版. -- 臺中市：晨星, 2019.07
面；　公分. -- (健康與飲食；131)
譯自：What the fat? : fat's in, sugar's out
ISBN 978-986-443-870-9(平裝)

1.健康飲食 2.食譜

411.3　　　　　　　　　　　　　　　　108005108

健康與飲食 131	**脂肪多多益瘦：** 如何吃對油貫徹極低碳水化合物，享瘦健康多脂新生活！ **What the Fat?**	 歡迎掃描 QR CODE 填線上回函

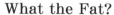

作者	格蘭特‧斯科菲爾德（Grant Schofield）、卡琳‧辛（Caryn Zinn）、克雷格‧羅傑（Craig Rodger）
譯者	郭珍琪
主編	莊雅琦
執行編輯	劉容瑄
美術排版	陳柔含
封面設計	季曉彤

創辦人	陳銘民
發行所	晨星出版有限公司 407台中市工業區30路1號 TEL：(04)2359-5820　FAX：(04)2355-0581 E-mail: health119@morningstar.com.tw http://www.morningstar.com.tw 行政院新聞局局版台業字第2500號
法律顧問	陳思成律師
初版	西元2019年7月6日
郵政劃撥	22326758（晨星出版有限公司）
讀者服務專線	04-23595819#230
印刷	上好印刷股份有限公司

定價480元
ISBN 978-986-443-870-9

Copyright © The Real Food Publishing Company, 2015
First published by The Real Food Publishing Company, 2015
This edition published by Blackwell and Ruth Limited, 2017
This translation published by arrangement with Blackwell and Ruth
Limited, 2019